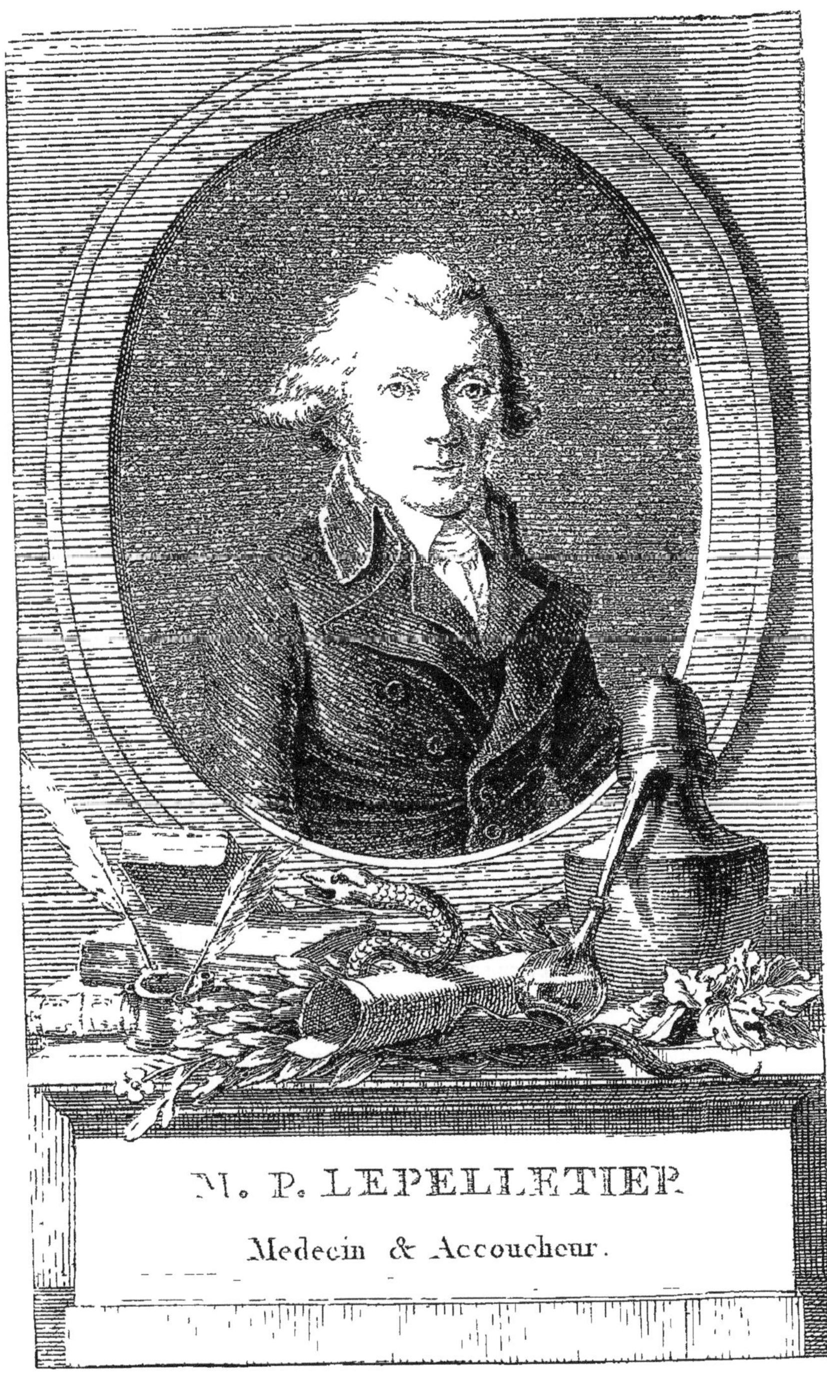
M. P. LEPELLETIER
Medecin & Accoucheur.

oublé

MÉMOIRES

OU

OBSERVATIONS PRATIQUES SUR LES ACCOUCHEMENS,

PRÉCÉDÉS de l'exposition d'un PROJET sur les moyens de faire connoître et d'utiliser toutes les Observations faites en particulier par chaque Praticien en l'Art de guérir; SUIVIS d'un AVIS important aux Officiers de Santé de toutes les classes; d'un MÉMOIRE contre les Pharmaciens de Paris, avec le JUGEMENT subséquent du Tribunal Correctionnel du même Canton, où sont avancés quelques principes propres à faire partie du nouveau Code de Police Médicale, dont les Législateurs doivent incessamment s'occuper;

PRÉSENTÉS

AU CORPS LÉGISLATIF,

Par M.-P. LE PELLETIER, Médecin-Accoucheur.

ORNÉS DU PORTRAIT DE L'AUTEUR.

De toutes les connoissances humaines, les plus utiles sont celles qui intéressent directement la santé et la vie.

LE PELLETIER, Méd. *Introduct.*

A PARIS,

Chez { L'AUTEUR, au coin de la rue de l'Échelle-Honoré, Place du Petit-Carrousel, près des Tuileries; MÉQUIGNON, rue de l'École de Santé, vis-à-vis celle Hautefeuille; CROULLEBOIS, rue des Mathurins, au coin de celle des Maçons, nº. 398.

AN VII.e DE LA RÉPUBLIQUE FRANÇAISE.

AU C.^EN DEBRAY,

OFFICIER DE SANTÉ,

Ancien Chirurgien du GRAND HOSPICE D'HUMANITÉ, ci-devant *HÔTEL-DIEU DE PARIS*.

CITOYEN,

IL m'eſt bien honorable de te dédier cet Ouvrage, tout médiocre qu'il ſoit; parce qu'il m'offre l'occaſion d'épancher mon cœur reconnoiſſant, en démontrant combien je te ſuis redevable, & que les bienfaits ne s'effacent jamais de mon ſouvenir. Oui, Citoyen, je le déclare hautement; de tous les actes de bienfaiſance, dont j'ai à me louer, ceux dont tu m'as comblé doivent avoir la prééminence, parce que leurs réſultats ont été de ſervir, à la fois, à mon avancement & à l'humanité. Tu ſervis à mon avancement, en fondant en moi, par l'expérience, les connoiſſances par leſquelles je ſuis devenu capable d'exercer avantageuſement en l'art de guérir; tu ſervis l'humanité, en propageant, par ce fait, tes ſages préceptes. Trouve bon, que je rappelle ici des faits, qui, pour être éloignés, n'en ſont pas moins agréables à ma mémoire.

Tu te ſouviens, que ce fut vers l'an 1770 (vieux ſtyle) que je commençois mes Cours d'inſtruction relative à l'art de guérir, ſous la ſurveillance de feu le *Citoyen Willem le Blanc*, ancien Maître-ès-Arts du Collége de Chirurgie d'Amſterdam, en Hollande, chez lequel mon Père m'avoit placé, & que pendant trois ans conſécutifs, j'ai ſuivi les Leçons des *Citoyens A.dr Vanderdreyn*, *Marſeus*, *Nattvman*, *Hendrik Labec*, *Piter Jas* & *B.g Husfem*, anciens Profeſſeurs,

Démonſtrateurs-Examinateurs dudit Collége d'Amſterdam (1).

Ce fut après ces trois ans d'études préliminaires, & vers l'an 1774, que je vins à Paris, dans le deſſein raiſonnable de me perfectionner, & où j'ai ſuivi près de quatre ans, ſavoir, juſqu'au commencement de l'an 1778, les Cours généraux & particuliers des grands Maîtres de l'Art (2). Eh bien, Citoyen, c'étoit à cette époque, où j'arrivai à Paris, comme tombé des nues, que j'eus le bonheur de faire ta connoiſſance : Tu étois alors Chirurgien interne de l'Hôtel-Dieu de Paris, ſous feu le célèbre *Moreau*, Chirurgien en chef dudit Hôtel. Ce fut

---

(1) De retour de mes Voyages d'Amérique, le 19 Janvier 1784, j'ai relevé le Certificat des Cours que j'avois ſuivis treize ans auparavant, parce qu'alors j'avois deſſein de m'établir à Amſterdam.

(2) Quelques-uns des Certificats de ces Cours ſont mentionnés dans mon Diplôme de réception.

toi, qui m'appris les formalités, à la suite desquelles je fus admis à exercer à l'Hôtel-Dieu de Paris; ce fut toi qui m'instruisis de l'ordre que je devois mettre pour tirer le plus grand parti des nombreux Cours que je suivois. Par ton exemple & tes sages conseils, tu m'imprimas le courage de résister à l'aspect douloureux des maux épouvantables & déchirans qui affligent quelquefois l'espèce humaine, en intéressant ma sensibilité à puiser dans les ressources de l'art de guérir, le pouvoir régénérateur, admirable & satisfaisant, de remédier à tant de désordres: Ce fut encore toi, qui dirigeas ma main dans les premières opérations que tu me fis exercer sur l'être vivant, après me les avoir fait répéter sur les cadavres, & qui me donnas le secret de plusieurs mixtions pharmaceutiques, &c. Enfin, vint l'instant où je me séparai de toi, en quittant Paris.

En ce temps, la guerre s'étant allumée entre la France & l'Angleterre, pour protéger contre cette dernière, l'indépendance des Américains-Unis; on fit une proclamation aux Écoles de Médecine & de Chirurgie de Paris, portant que les Élèves qui voudroient servir à l'embarquement de Brest, seroient reçus par concours. Je fus un des premiers inscrits, & je partis (3) peu de jours après. Depuis, lors jusqu'en 1784, ce qui fait l'espace de près de sept ans, j'ai servi en qualité de Chirurgien-Major, tant sur les Bâtimens de commerce, que dans les Hôpitaux militaires & sur les Vaisseaux de l'État.

De retour d'Amérique, je pris la résolution de m'établir à Amsterdam,

---

(3) Je conserve encore la Déclaration de mon départ, en date du 20 Février 1778. *Signé* POISSONNIER, Inspecteur & Directeur général de la Médecine & Chirurgie, &c.

en Hollande, par la raiſon que mon Père s'y trouvoit fixé depuis mon enfance, & qu'une inclination de jeuneſſe m'y attiroit auſſi : j'étois loin de penſer, que, victime de nouveaux évènemens, j'allois accroître en ma perſonne les preuves de l'incertitude des projets humains....... Au moment où j'allois lever mes Lettres d'admiſſion, comme Médecin de la Faculté de Leyde, & que mon Père avoit en vue une maiſon pour mon établiſſement, l'amour, ce tyran des cœurs, de ſon aîle légère éclipſa ma raiſon, & par une ſuite d'évènemens bizarres, je ſuis venu m'établir en France ; ce qui m'a procuré le plaiſir de te revoir, & de te donner en ce jour, le témoignage public de la gratitude ſincère avec laquelle je ſuis pour la vie,

CITOYEN,

Ton dévoué Concitoyen LEPELLETIER,

Médecin-Accoucheur.

TABLE DES ARTICLES

Contenus dans cet Ouvrage.

Épitre dédicatoire..... page 3

Introduction aux Observations pratiques sur les Accouchemens, ou *Exposition d'un Projet sur les moyens de faire connoître & d'utiliser toutes les observations faites en particulier par chaque Praticien en l'Art de guérir*........ 13

I.er Mémoire. *Accouchement inopiné, opéré en une minute ; & Remarques à ce sujet*.. 17

II.e Mémoire. *D'une Môle en grappe, expulsée dans le cinquième mois de la grossesse*........................ 20

III.e Mémoire. *Erreur d'une Femme qui est accouchée, en pensant aller à la garde-robe ; suite de cet accident*........... 27

IV.e MÉMOIRE. *Avantage résulté de la rupture des membranes faite à propos.* p. 29

V.e MÉMOIRE. *Accouchemens contre Nature, où l'un des enfans présentoit le ventre, l'autre le col, un autre la poitrine, deux autres la région pectorale latérale droite; & Réflexions à ce sujet.............* 35

VI.e MÉMOIRE. *Mauvaise situation d'un enfant pendant le travail de l'Accouchement, réduite en bonne position par les seuls efforts de la Nature; d'un dépôt laiteux au sein gauche, & de sa guérison..* 45

VII.e MÉMOIRE. *Délivrance effectuée par la Nature, après avoir été tentée infructueusement, d'abord par l'Auteur de ce Mémoire, puis par le citoyen* GIRAUD, *ancien Chirurgien, Suppléant du Chirurgien en chef du grand Hospice de Paris; Remarques à ce sujet...............* 52

VIII.e MÉMOIRE. *Accouchement contre Nature, dans lequel l'enfant, pressé fortement sur l'ellipse du détroit supérieur par les contractions utérines, présentoit à-la-fois l'oreille, une main, avec le cordon ombilical, &c.* .... page 60

IX.e MÉMOIRE. *Accouchement laborieux, terminé à l'aide du crochet mousse* 65

Xe. MÉMOIRE. *Travail long & pénible en raison de la rigidité des parties externes de la génération, sur une femme âgée de trente-six ans, & de l'obstacle apporté par l'étendue & l'épaisseur du périnée; espèce de prolapsus, & grande obliquité de la matrice; inertie de cet organe, menacé de rupture par les mouvemens convulsifs de l'enfant renfermé dans son sein, ayant nécessité l'application du forceps* 68

XI.e MÉMOIRE. *Accouchement difficile, aidé du secours du forceps, suivi d'hémorragie extraordinaire externe & interne de l'utérus, occasionné par l'atonie de cet organe* 74

XII.e MÉMOIRE. *De la Fièvre puerpérale* 85

AVIS aux Officiers de Santé de toutes classes . . . . page 94

MÉMOIRE contre les Pharmaciens de Paris, distribué à l'Audience du Tribunal Correctionnel du Canton de Paris, deuxième Section, séant au Palais de Justice, en Nivose, an sept 96

EXTRAIT des Registres des Audiences du Tribunal Correctionnel du Canton de Paris, deuxième Section 117

Fin de la Table des Articles.

INTRODUCTION
AUX OBSERVATIONS PRATIQUES SUR LES ACCOUCHEMENS,
OU
EXPOSITION D'UN PROJET

SUR les moyens de faire connoître & d'utiliſer toutes les obſervations faites en particulier par chaque Praticien en l'Art de guérir.

DE toutes les connoiſſances humaines, les plus utiles ſont celles qui intéreſſent directement la ſanté & la vie. Sous ce rapport, on peut dire que l'art des accouchemens eſt la partie la plus efficace de l'art de guérir; il eſt à regretter que cette branche de la Médecine, ſi intéreſſante, à tant d'égards, ait été ſi long-temps abandonnée à des femmes, la plupart trop peu inſtruites pour l'exercer avec ſécurité de conſcience, & à l'avantage de leur ſexe; & qu'il n'y ait encore qu'un très-petit nombre d'hommes éclairés qui s'en ſoient occupés. Il eſt également fâcheux que le voile myſtérieux maintenu par une décence puérile, sur la pratique de cette partie de la Médecine, dérobe plusieurs sujets d'observations intéressantes : lesquels sujets d'observations se trouvent perdus pour la Science & l'avancement de ceux qui veulent courir cette carrière, où l'on trouve tant d'occasion d'être utile à ses semblables. Rien n'est cependant plus facile que de garantir ces observations du néant, & de les utiliser ; à cet effet, que la philosophie remporte une nouvelle victoire sur ces vains mystères, en arrachant ce voile ridicule (1). Que ceux qui se consacrent à l'Étude de la Nature, qui la comprennent, qui la suppléent à son instar, quand quelque chose s'oppose à son action ordinaire ; en un mot, que les Praticiens, non-seulement ceux qui se livrent à l'Art des accouchemens, dont je m'occupe spécialement en ce

(1) Que les personnes encore chastes, qui ont péché par excès de sensibilité, par foiblesse ou par suite de la séduction, ne s'effrayent pas de ma proposition ; il y a exception calculée pour elles ; le voile qui couvre leur erreur ne peut être ridicule, puisqu'il ombrage du vernis de la vertu, celles qui s'en sont éloignées instantanément & involontairement. Ainsi donc, ce voile propice à l'innocence trompée, je le maintiendrai par devoir absolu, sur les personnes contraintes par respect humain, à s'envelopper du secret qu'elles ont livré à ma discrétion. En conséquence, je n'ai mis en scène, dans les observations que je publie, que les personnes que mes rapports ne peuvent commettre.

moment, mais même tous ceux qui profeſſent, enſemble ou ſéparément, les diverſes branches de l'art de guérir prennent la plume; qu'ils écrivent, pour ainſi dire, ſous la dictée de la Nature. Que chacun tienne ſéparément un Journal de ſes œuvres privées, & qu'au bout d'un certain temps, par exemple, de trois ans, chaque Praticien faſſe une réviſion de ſon Journal, pour en extraire & rendre public le précis des faits d'expérience qui paroîtront les plus propres à confirmer ou à étendre les connoiſſances actuelles. Il ne s'agiroit pas de chercher à ſurprendre la renommée par des faits pris ſous le manteau de la cheminée, où l'eſprit brilleroit aux dépens de la vérité : l'objet de chaque Auteur, en particulier, ſeroit de dire tout bonnement, avec ou ſans conſidérant, ſelon le temps qu'il auroit à donner à la formation de ſes Mémoires, ou ſelon qu'il croiroit devoir fixer l'opinion des obſervateurs ſecondaires (j'entends des Lecteurs). L'objet de chaque Auteur, dis-je, ſeroit de dire tout bonnement, tel an, tel jour, à telle heure, dans tel lieu, tel individu m'a préſenté tel cas, & je m'en ſuis acquitté tel que ſuit.

Il eſt vrai que ce dévouement à la cauſe de l'humanité, tout généreux qu'il eſt, pourroit expoſer à la critique; car quelle eſt la belle choſe qui n'a pas ſon envers, ou ſa partie foible. Mais qu'importe la critique! & qui peut s'en garantir? ... Le plaiſir de faire le bien doit l'emporter ſur la crainte d'un Argus, qui, dans le vrai dire, s'attache ſouvent, par jalouſie, à ſaper le mérite; mais qui peut auſſi, quand elle prend pour but unique l'amour ſublime de la Science, porter le flambeau de la raiſon ſur des erreurs échappées à l'activité de l'Auteur, en même temps qu'elle lui accorde un juſte tribut d'éloge.

Malgré ces dernières conſidérations, j'avoue que je ne m'en impoſe pas, & qu'ici je ſuis plutôt l'impulſion de mon zèle, que la retenue que devroit m'inſpirer ma foibleſſe, en commençant l'œuvre dont je viens de donner le plan. Puiſſe mon courage & mon exemple ſervir de *ſtimulus* à ceux qui, plus capables que moi, peuvent y mettre la perfection; au moins j'en aurai donné le premier ſignal, en même temps que la meſure de l'ordre que j'obſerve, & de mon amour pour l'Art de guérir.

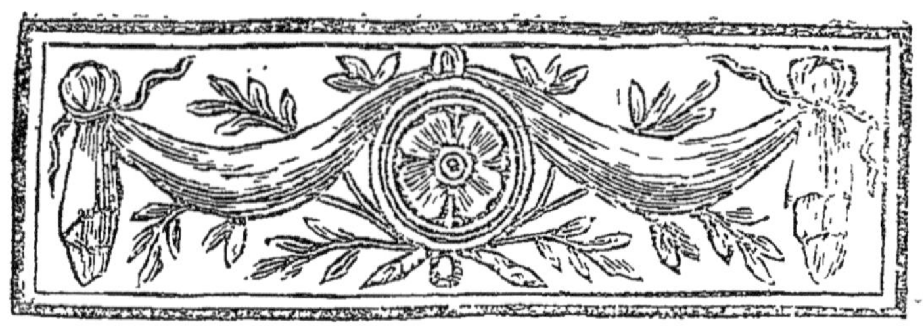

OBSERVATIONS PRATIQUES SUR LES ACCOUCHEMENS.

PREMIER MÉMOIRE.

Accouchement inopiné, opéré en une minute ; & Remarques à ce sujet.

Le huit Messidor, an six de la République française, à huit heures du matin, je fus réquis & conduit, en grande hâte, dans la maison d'un Notaire, sise rue Honoré, entre la rue de l'Échelle & la rue de la Convention, dans un appartement au premier étage.

Une femme (*j'ai appris depuis que c'étoit la Citoyenne Grandé*) couchée sur un petit lit, avoit un enfant nouveau né, de sexe féminin, entre les cuisses ; apprenant qu'il venoit d'arriver au monde par l'effet d'une courte douleur, je procédai de ſuite à la ligature, puis à la ſection du cordon ombilical, et le remis entre les mains d'une des femmes officieuſes préſente. J'examinai l'accouchée; je lui trouvai le placenta & les membranes dans le vagin, la matrice étant déjà revenue ſur elle-même, de ſorte que j'achevai ſur-le-champ la délivrance avec facilité.

J'interrogeai la Citoyenne Grandé, ſur les circonſtances qui avoient précédées ſon accouchement; elle me dit que trois heures avant, elle avoit ſenti quelques petites douleurs de ventre, qu'elle ne ſoupçonnoit pas être précurſeurs de l'accouchement, quoiqu'elle fût à terme, d'autant plus qu'elle avoit enſuite éprouvé du calme, juſqu'au moment de l'expulſion de ſon enfant, pour lequel, la nature n'avoit employé tout au plus qu'une minute, ſon accouchement s'étant opéré pendant qu'on étoit allé lui chercher du ſecours. Elle ajouta qu'elle venoit de mettre au monde ſon quatrième enfant, qu'elle accouchoit toujours avec beaucoup de facilité, & que le Citoyen Baudeloque étoit ſon accoucheur ordinaire.

REMARQUES.

L'excès d'activité employé quelquefois par la nature, dans l'expulſion d'un enfant du ſein de ſa mère, fait, dont les femmes tirent la conſéquence la plus flatteuſe, devroit au contraire leur inſpirer une ſorte de crainte, tendante à les rendre plus attentives & plus prudentes, quand elles ſavent, par expérience, être ſujettes aux accouchemens inopinés; car ſi pluſieurs, comme celui qui fait le ſujet de la préſente obſervation, ſe paſſent heureuſement; ſouvent cette accélération du travail de l'enfantement, entraîne des accidens fâcheux, comme le renverſement de la matrice, les hémorragies utérines; & le plus ſouvent la rupture complette du périnée. Les deux premiers accidens expoſent à la mort, & le dernier imprime ſouvent pour la vie, un grand déſagrément à la femme qui s'en trouve affligée (1).

(1) La rupture du périnée & de la cloiſon recto-vaginale, réſulte des efforts violens & bruſques exercés ſur les parties; 1.° dans les accouchemens inopinés, faute de ſecours; 2.° dans les accouchemens naturels, mal conduits de la part de ceux qui doivent modérer & diriger les efforts réunis de la femme en couche & de la nature; 3.° dans les accouchemens ou le volume de l'enfant excède, & n'eſt point en proportion avec les dimenſions du détroit inférieur, & par l'application du forceps, &c.

L'infirmité dégoûtante qui ſuit cet accident, n'auroit pas toujours lieu, ſi, par ignorance, on ne l'avoit point abandonnée comme incurable; & ſi les femmes qui en ſont atteintes, avoient le courage de ſe ſoumettre aux procédés propres à y remédier. J'invite, à ce ſujet, ceux qui pourroient n'en point avoir connoiſſance, de lire dans le Recueil périodique de la Société de Médecine de Paris, tome IV,

SECOND MÉMOIRE,

D'une Môle en grappe, expulsée dans le cinquième mois de la grossesse.

LE 24 Fructidor, an six de la République française, à huit heures du matin, je fus réquis par le Citoyen Philipot, tailleur d'habit, demeurant rue d'Argenteuil, numéros 243 & 87, au deuxième étage sur le devant, à Paris, à l'effet de secourir son épouse, laquelle, disoit-il, se croyoit enceinte depuis environ cinq mois qu'elle avoit perdu ses règles. Ajoutant qu'elle avoit déjà porté cinq enfans à terme, mais qu'elle n'avoit jamais été si malade que pendant le cours de la présente grossesse, s'étant constamment plaint de mal-aise universel & de maux de reins, & que depuis le troisième mois de cette conception, elle avoit journellement vue en rouge, qu'en ce moment & depuis deux jours qu'elle avoit pris une limo-

---

pages 417 & suiv., l'observation du Citoyen Saucerotte, sur une déchirure de la cloison recto-vaginale, dans un accouchement laborieux, dont la guérison a été tentée plus de trois mois & demi après l'accouchement; & l'extrait d'un rapport sur l'observation précédente, par les Citoyens Allau & Sédillot jeune, pages 425 & suiv. du même volume.

nade purgative de l'ordonnance de fon apothicaire, fes maux de reins s'étoient accrus confidérablement, de même que fa perte de fang, laquelle préfentement étoit très-abondante, ce qui inquiétoit d'autant plus fon époufe, qu'elle s'en trouvoit très-affoiblie; qu'il y avoit même peu d'inftans qu'en allant à la garde-robe, elle avoit rendu par les parties sexuelles, un gros morceau de chair avec plufieurs caillots de fang.

Rendu près de cette Citoyenne, je la trouvai au lit, elle me répéta ce que fon mari venoit de me compter, y ajoutant qu'elle fouffroit beaucoup des maux de ventre, femblables à ceux qu'on éprouve pour accoucher, & qu'elle ne trouvoit pas de foulagement dans les intervalles que lui laiffoient les douleurs (*ce qui eft le contraire dans un bon travail*). Je lui touchai le pouls, & trouvai l'artère pleine & fouple, les pulfations inégales, fa figure étoit décolorée, fon teint pâle, fon ventre fenfible par l'effet des contractions fucceffives de la matrice, qui ne laiffoit alors échapper que peu de fang; ce que la malade avoit laiffé aller dans le pot, peu de temps avant ma préfence, indépendamment de plufieurs caillots de fang, étoit un fragment, de la groffeur de mon poing, de nature femblable à un morceau de placenta, hériffé d'hidatides, ce que l'on défigne communément fous le nom de *môle en grappe:*

après cet examen préliminaire, je touchai la malade, j'atteignai aisément le col de la matrice, il étoit boursoufflé, épais et dur, embrassant un second fragment de môle qui étoit de la grosseur d'un œuf de cane. J'essayai d'ébranler & d'extraire ce corps étranger, pour abréger, s'il étoit possible, le travail de son expulsion; mais j'abandonnai bientôt ce dessein, m'appercevant que la contexture de ce corps étoit môle, lâche & prête à se déchirer au moindre effort. D'ailleurs, comme la matrice étoit très-revenue sur elle-même, que la malade perdoit peu de sang, il n'y avoit alors ni possibilité, ni nécessité de la délivrer; en outre, je considérai ce fragment de môle, ainsi engagé dans le col de la matrice, comme y faisant l'office d'un coin efficace propre à entretenir, & même à accroître la dilatation nécessaire à son passage, & au passage consécutif des dépendances qu'il pouvoit avoir dans la matrice, & pour activer davantage les forces de la nature, j'administrai un lavement composé d'une forte infusion de fleurs de camomille romaine doubles. La malade but aussi une forte tasse de la même infusion; peu de minutes après, l'action stimulante de ce remède, en réveillant les douleurs utérines, produisit une évacuation, & la sortie du second morceau de môle (2). Lequel fut suivi d'un troisième fragment

(1) Lorsque je suivois les Cours d'instruction relatifs à

qui s'engagea pareillement dans le col de la matrice, en place de celui qui venoit d'en être expulſé.

J'ordonnai de répéter un pareil lavement, une heure plus tard, & de faire boire à la malade, alternativement d'heure en heure, un verre d'infuſion légère de camomille, puis un verre de limonade au citron, & de m'avertir promptement s'il arrivoit quelques accidens, nommément perte de ſang, ou des ſyncopes fréquentes.

Je retournai le même jour, vers les cinq heures de l'après-midi, auprès de cette Citoyenne : elle avoit rendu pluſieurs petits fragmens de môle,

---

l'art des accouchemens, j'étois ſingulièrement avide de voir & de palper le produit des phénomènes de la Nature décrits par mes Maîtres; penſant que ceux qui me ſuccèdent dans les Écoles, ſont, pour le moins, auſſi avides d'inſtruction que je l'étois, je crois leur faire plaiſir, en ſoumettant à leurs examens de ſemblables produits, quand j'en rencontre. C'eſt dans cette idée que, le 3 Prairial an cinq de la République, j'ai donné au Citoyen Dubois, Profeſſeur d'accouchemens, &c. deux enfans jumeaux mort-nés, au terme de quatre mois & demi de conception, provenant d'une fauſſe couche faite par la Citoyenne Flyre (dont le mari eſt Serrurier) demeurant rue de la Vannerie, numéro 20, Diviſion des Arcis, à Paris. Ces deux jumeaux ont été expoſés à l'examen des Elèves, à l'amphithéâtre du Citoyen Dubois, rue de la Huchette; on a remarqué qu'ils étoient renfermés enſemble dans les mêmes membranes, nageant dans

en reſtituant ſon ſecond lavement. Je lui trouvai le pouls élevé & dur, ſon teint étoit animé par l'impulſion de la fièvre, dont elle étoit atteinte, ſa tête embarraſſée, les douleurs utérines preſque continues, mais légères, & ſes linges étoient peu colorés de ſang. Conſidérant ces ſymptômes, comme étant de nature aſthéniques, ſelon le ſyſtême de Brown, ou comme un état de foibleſſe; j'ordonnai de perſévérer dans l'obſervance de ma première preſcription, avec la modification d'ajouter à la limonade un peu de bon vin rouge, & de compoſer les lavemens que la malade devoit

---

les mêmes eaux; leurs cordons ombilicaux s'implantoient dans le même placenta, ou du moins leurs ramifications s'enlaçoient tellement les unes dans les autres, qu'elles formoient une ſeule maſſe commune aux deux enfans.

C'eſt donc par le même motif, que, le 25 Fructidor, an ſix de la République, j'ai envoyé à la Citoyenne Pradier, habile Sage-Femme, attachée aux Profeſſeurs & Démonſtrateurs d'accouchemens, les deux fragmens de môle en grappe, dont eſt queſtion, dans l'obſervation ci-jointe; la Citoyenne Pradier les a acceptés des mains de mon Épouſe, en lui promettant de les tranſmettre à l'examen des Elèves, le lendemain 26 Fructidor, jour de Leçon du Citoyen Pleſſemann, lequel (*ſoi dit en paſſant*) a pris la tâche, dont il s'acquite avec intérêt, de démontrer en particulier l'art des accouchemens, dans le local, & depuis le départ du Citoyen Dubois, pour l'Egypte.

prendre le même ſoir & le lendemain au matin, d'une décoction de pariétaire.

Le 25, à ma viſite du matin, je trouvai que la malade avoit repoſée & bien paſſée la nuit; en reſtituant les lavemens preſcrits, elle avoit en même temps rendu pluſieurs fragmens de môle, de la groſſeur d'une noiſette chaque; elle n'avoit point de fièvre, & ſe plaignoit ſeulement de quelques douleurs de bas ventre, réſultantes des contractions conſécutives de la matrice, tendantes à expulſer les reſtes de la fauſſe groſſeſſe, encore exiſtans dans ſa cavité. D'ailleurs, les linges étoient peu teints de ſang, pourquoi je permis un peu de nourriture légère, ordonnant la continuation du régime de la veille, relativement aux boiſſons & aux lavemens.

Le même jour, à quatre heures après-dîner, je viſitai de nouveau la malade, elle éprouvoit un mal-aiſe univerſel, ſon pouls étoit fébrille, une humeur ichoreuſe s'écouloit par la vulve, portant une odeur fétide, ce qui me fit juger que ce qui reſtoit encore du produit de la fauſſe groſſeſſe, inſerré dans la matrice, étoit tellement réduit, que ſon peu de volume n'offroit pas un point de contact ſuffiſant à l'action de cet organe, qui, ne trouvant plus aſſez de priſe ſur ce corps étranger, ſe trouvoit dans l'impuiſſance d'en achever l'expulſion. Il s'enſuivoit de-là que ce corps, étranger, par son séjour prolongé dans l'utérus, y étoit tombé en putréfaction, dernière ressource que la nature mettoit en œuvre pour s'en débarrasser. En conséquence, j'ordonnai de porter dans le vagin, jusqu'au col de la matrice, des injections, répétées souvent le jour, faites avec une infusion tiède de fleurs de sureau & de racines de guimauve. Le lendemain, la malade étoit beaucoup mieux, & trois jours après, c'est-à-dire, le 28 courant, ses lochies avoient perdu l'odeur infecte qu'elles avoient acquises par la dissolution putride qui s'étoit opérée des derniers fragmens de la môle qu'elles avoient entraînées, & dont cette Citoyenne se trouvoit, en ce moment, complettement débarrassée : de sorte qu'il ne lui restoit plus qu'à régénérer ses forces par un régime analeptique ; ce même jour, elle se leva, & le lendemain 29 courant, elle vacquoit à ses affaires dans l'intérieur de sa maison.

TROISIÈME MÉMOIRE.

Erreur d'une Femme qui eſt accouchée, en penſant aller à la garde-robe ; ſuite de cet accident.

LE 27 Floréal, an ſix de la République françaiſe, à onze heures du matin, je fus réquis pár le Citoyen Chrod, tailleur d'habit, rue de Rohan, numéro 26, pour ſecourir ſon épouſe. Je me rendis de ſuite auprès d'elle ; je la trouvai étendue ſur le pied de ſon lit, cette Citoyenne me conta, que vers les cinq heures du matin, éprouvant des douleurs aiguës, diſoit-elle, dans le fond de la partie, elle s'étoit fait toucher par la ſage-femme qui devoit l'accoucher, laquelle ſage-femme lui avoit aſſuré que ſon accouchement ne s'opéreroit pas avant quinze jours, les douleurs qu'elle éprouvoit en ce moment, n'étant que des coliques de bas ventre. Sur la foi de ce prognostic, la Citoyenne Chrod étoit ſortie, voulant, comme de coutume, vacquer à ſes affaires ; mais ſe ſentant pourſuivie, preſque ſans relâche, par des douleurs conſidérables dans le bas ventre, elle étoit rentrée chez elle, s'étoit miſe ſur le pot, & que pendant les efforts qu'elle faiſoit pour aller à la garde-robe, l'enfant qu'elle portoit étoit tombé à terre ; une voisine, présente au moment du passage, & à sa chûte inattendue de son enfant, l'avoit séparé d'elle, en coupant le cordon ombilical.

Instruit du fait dont est question, & l'accouchée ne paroissant pas en danger, je me portai vers l'enfant, que la voisine avoit placé & abandonné sur un tas de chiffons, le croyant mort du coup qu'il avoit essuyé par sa chûte; il étoit de sexe féminin, paroissoit au terme d'environ sept mois de conception. Comme on avoit négligé de lui faire la ligature, je le trouvai baignant dans son sang, lequel jaillissoit par le cordon ombilical, quoique cet enfant ne poussoit aucun cri, & qu'il avoit l'air de respirer librement; fait évident, qui réfute péremptoirement l'opinion de ceux qui regardent la ligature du cordon ombilical, comme inutile; je remédiai à cet accident, comme on le présume, en faisant pincer par un aide l'extrêmité des vaisseaux ombilicaux, pendant que je pratiquai la ligature convenable; puis après, je reportai mes soins à la mère, que je délivrai sans difficulté, en profitant de quelques douleurs expultrices de la matrice.

Enfin, retourné vers l'enfant, & par l'examen particulier que j'en fis, je ne lui trouvai aucune blessure apparente, & il paroissoit viable, quoiqu'il fut foible, ayant été, comme on l'a remarqué ci-dessus, près de périr exsanguin; cependant cet enfant eſt mort d'inanition, le quatrième jour après ſa naiſſance, n'ayant pu tirer le ſein de ſa mère, & ſans doute pour avoir perdu ſes forces avec ſon ſang, en même-temps que des ſuites du coup qu'il a reçu dans ſa chûte, dont l'effet invisible, ou la commotion, avoit probablement lézé intérieurement ſon cerveau, & par ſympathie, les autres organes néceſſaires à la vie.

QUATRIÈME MÉMOIRE.

Avantage réſulté de la rupture des membranes faite à propos.

LE 20 Fructidor, an ſix de la République françaiſe, à neuf heures du matin, un Citoyen m'a réquis, au nom de l'humanité, d'aller avec lui, chez une de ſes voiſines, la Citoyenne Pornon, épouſe d'un Citoyen Militaire invalide, demeurant rue Honoré, numéro 266, près l'Egliſe Roch, allée d'un Marchand Chapelier, dans le bâtiment entre deux cours, au quatrième étage, à Paris.

Cette Citoyenne, me dit-il, eſt âgée de vingt-quatre ans, enceinte de ſon premier enfant, & à terme, ſouffrant extraordinairement depuis vingt-quatre heures, ſe trouvant en ce moment dénuée de ſecours, n'ayant perſonne auprès d'elle, & étant dans la ſituation la plus alarmante.

D'après ce rapport, j'augurai qu'il s'agiſſoit d'une conformation vicieuſe, ſoit de la part de la mère, ou de celle de l'enfant, ou d'un travail contre nature, dont d'autres Officiers de Santé, qui avoient été prévenus avant moi, n'avoient pas voulu ſe charger. A tout évènement, je m'armai de mes inſtrumens, & je courus avec empreſſement chez la Citoyenne Pornon.

Je la trouvai ſur un lit de travail, une Citoyenne ſage-femme qui avoit paſſée la nuit auprès d'elle, étoit encore à ſes pieds. (*Elle n'étoit donc pas dénuée de ſecours, comme on me l'avoit dit*). Cette Sage-femme (3), que je connois aſſez pour ſavoir qu'elle eſt du nombre des plus inſtruites & des plus prudentes, me dit que depuis hier au ſoir les choſes étoient à-peu-près dans le même état, quoique les douleurs ſe fuſſent répétées aſſez ſouvent, que la tête de l'enfant étoit reſtée haute & de travers, que la dilatation du col de la matrice n'avançoit pas, & qu'elle penſoit que la rigidité du col de la matrice étoit le principal obſtacle à la terminaiſon de l'accouchement; pourquoi, ajouta-t-elle, ſi vous le jugez comme moi, une petite ſaignée pourroit être utile, &c.

Peut-être, que pendant le temps que je paſſois

(3) C'étoit la Citoyenne Lanoue.

à entendre la Sage-femme, s'opéra-t-il quelque changement chez la femme en mal d'enfant; car, avant d'opiner, m'étant d'abord aſſuré de l'état des choſes par le toucher; je trouvai la matrice dilatée dans ſon orifice, à trois pouces paſſés dans ſon diamètre, pris en tous ſens, ſuffiſamment humectée & très-ſouple dans toute ſa circonférence, obéiſſant à l'impreſſion de mon doigt, ſans cauſer le moindre ſentiment d'irritation douloureuſe; les membranes étoient très-bombantes, & la tête de l'enfant fort élevée, étoit portée vers la protubérance de la cavité cotilloïde droite, au-deſſus du détroit ſupérieur, très-difficile à atteindre, pendant que du côté oppoſé à celui où s'étoit placée la tête, mon doigt ne trouvoit qu'un vide. Je prolongai le toucher, & par conſéquent mon examen aſſez long-temps pour laiſſer paſſer deux douleurs; & je remarquai en leur abſence, que, malgré la propenſion que la tête de l'enfant paroiſſoit avoir à ſe porter dans la foſſe iliaque droite, il lui reſtoit de la mobilité; ce qui m'inſpira l'eſpoir de pouvoir l'amener en meilleure poſition.

J'avois déjà remarqué pluſieurs fois, dans le cours de ma pratique, que les eaux de l'amnios, en faiſant, pour ainſi dire, ſurnager l'enfant, ſembloient l'empêcher de ſe placer avantageuſement dans l'inſtant critique du travail de l'accouchement, & qu'en en procurant l'évacuation, toutefois quand le col de la matrice est dilaté au période le plus avantageux à l'enfantement; elles entraînoient, en s'épenchant, la tête de l'enfant, qui s'avançoit aussi-tôt dans une situation favorable à la suite du travail.

Il est vrai qu'il peut arriver aussi que l'enfant reste fixé dans la mauvaise position où il se présente, & qu'on soit obligé de l'amener soudain par les pieds. Il s'ensuit de-là, que ne pouvant se défendre de quelques incertitudes sur le résultat qui suivra la rupture des membranes, dans le cas dont est question; quand on a résolu de l'opérer, il faut se tenir sur ses gardes pour n'être pas pris au dépourvu; quand, par extraordinaire, la nature paroît s'égarer un instant de la bonne route qu'elle suit communément, & qu'elle nous oblige de recourir aux grandes ressources de l'art.

Parce que je viens de dire, & par d'autres raisons que je n'ai pas le temps d'exposer ici (4),

(4) Je remarque en passant que les observations que je donne, sont extraites d'un Livre mémorial, ou par esprit d'ordre, je les ai enrégistrées comme bien d'autres, à mesure qu'elles se sont présentées dans le cours de ma pratique, & que n'ayant pas beaucoup de temps à donner à leurs rédactions, je ne peux éviter quelques lacunes, auxquelles pourront suppléer les Lecteurs intelligens; d'ailleurs, il seroit prolixe & fastidieux de répéter ici tout ce que l'on

m'étant

m'étant donc décidé à opérer la rupture des membranes ; préalablement, & par précaution, je plaçai la patiente dans une situation commode, & pour elle, & pour moi ; puis profitant de l'impulsion successive de deux fortes douleurs, je réussis à déchirer les membranes corrion & amnios, lesquelles chez cette femme étoient très-fortes & capables de résister encore long-temps ; enfin, sitôt après l'évacuation des premières eaux, comme je l'avois prévu, la tête de l'enfant s'engagea, puis elle se précipita dans l'excavation du sacrum ; les contractions de la matrice s'étant succédées avec énergie, trois quart d'heures après la rupture des membranes, la Citoyenne Pornon étoit accouchée, & délivrée heureusement.

Je vais insinuer ici une autre observation pratique, toute simple qu'elle est, parce qu'elle peut servir à l'appui de la question que j'aborde, concernant l'avantage que l'on peut tirer de la rupture des membranes, quand elle est faite à propos.

Une Citoyenne qui s'est mis en pension chez moi, pour y faire ses couches, mit au monde deux enfans

---

trouve dans les Livres élémentaires, qui traitent de l'Art d'accoucher. Je n'emprunte donc de la théorie, que ce qui est nécessaire à l'éclaircissement des faits de pratique que j'expose ; & malgré mon laconisme, je tâcherai cependant de ne rien omettre d'essentiel, pour que les jeunes Élèves qui les liront, puissent en tirer quelque profit.

jumeaux à terme & bien portant, le troisième jour complémentaire, an six de la République française.

Cette personne, âgée de vingt-deux ans, s'épuisoit en vain effort pour accoucher, quoique les deux enfans se soient présentés, l'un après l'autre, dans la situation la plus heureuse; par suite d'un travail ordinaire, la tête de son premier enfant étoit parvenue & engagée au détroit supérieur, dans la première position naturelle, décrite par le Citoyen Baudelocque; là, elle resta stationnaire pendant deux heures, ne s'avançant plus aucunement, quoiqu'elle fut d'un volume médiocre, que les douleurs utérines étoient vives & passablement longues; malgré que le col de la matrice, absolument effacé, présentoit au moins trois pouces de diamètre en dilatation, se trouvoit très-souple dans tout son contour, & que les eaux étoient considérablement bombantes dans le vagin.

J'avois administré, à peu de distance l'une de l'autre, deux verres de bon vin sucré, dont l'effet cordial & stimulant paroissoit soutenir les forces & le courage de cette jeune personne; à plusieurs reprises, je l'avois fait marcher, espérant que cet exercice & la situation verticale de son corps feroit plonger la tête de son enfant; n'obtenant rien de ces moyens, j'opérai la rupture des membranes, & sitôt après, la tête de cet enfant prit la place des eaux de l'amnios, qui la devançoient avant leur écoulement & ſe précipita dans l'excavation du ſacrum; après quoi, les contractions ſubſéquentes de la matrice furent tellement portantes, qu'une demi-heure après cette opération, ce premier enfant fut hors du ſein de ſa mère.

Je rencontrai la même difficulté pour l'accouchement du ſecond enfant, qui n'a paru au monde que trois heures après ſon jumeau: laps de temps aſſez conſidérable, pour faire concevoir que j'ai ſuffiſamment attendu des forces de la nature, avant d'opérer comme au premier né, la rupture des membranes enveloppant ce ſecond enfant, & à l'aide de laquelle opération l'accouchement s'eſt encore terminé peu de temps après.

CINQUIÈME MÉMOIRE.

Accouchemens contre Nature, où l'un des enfans préſentoit le ventre, l'autre le col, un autre la poitrine, deux autres la région pectorale latérale droite; & réflexions à ce ſujet.

La Citoyenne Adélaïde-Michel Legrand, femme Rouſſeau, âgée de vingt-cinq ans, native de Paris, rentière, travaillant dans les modes, rue Honoré, vis-à-vis la petite maison de Noailles, numéro 1509, à Paris.

Cette jeune femme d'une constitution délicate, voulut, par mesure de sûreté pour sa santé, se mettre en pension & faire ses couches chez moi, plutôt qu'en son domicile.

C'étoit le 5 Germinal, an six de la République française, à six heures du matin qu'elle vint chez moi, se sentant poursuivie par des douleurs considérables de bas ventre, dont elle avoit éprouvé les premières atteintes, dès la veille, d'abord légèrement, puis en augmentant graduellement jusqu'au point où elles étoient alors parvenues; comme elle avoit précédemment eu des enfans, que dans sa présente grossesse, elle comptoit être à terme, elle se persuada, avec raison, qu'elle étoit maintenant agitée par les douleurs tendantes à l'accouchement; conséquemment, je la fis placer sur un petit lit de travail, puis par le moyen du toucher, je reconnus que l'orifice de la matrice étoit complettement dilatée, les membranes & les eaux formoient ensemble une tumeur considérable, qui remplissoit le vagin pendant chaque contraction utérine; dans le court intervalle de repos qu'elles laissoient, cette tumeur obéissant à l'impression de mes doigts, me permettoit de palper l'enfant que je trouvai situé transversalement sur le détroit supérieur, présentant au toucher la partie du ventre, où s'insère le cordon ombilical.

L'indication dans ce cas étant de retourner l'enfant en l'emmenant par les pieds, je fixai la patiente dans la situation la plus convenable à cette opération, par le secours d'aides; puis j'introduisis ma main avec le plus de douceur possible, observant d'épargner les membranes, & de ne les rompre que lorsque ma main fut parvenue dans le fond de la matrice; là, saisissant un des pieds de l'enfant (5), je l'amenai selon les règles de l'art, & avec beaucoup de facilité, parce que tout étoit disposé à cet effet heureux.

---

(5) Puzos, dont les amis de l'humanité ne peuvent prononcer le nom sans éprouver en même temps un sentiment d'admiration & de reconnoissance, est le premier qui a rendu publique la méthode hardie de tirer l'enfant par un seul pied. Voyez, comme il s'explique à ce sujet, dans son savant Traité des Accouchemens, publié par Morisot Deslandes, Docteur-Régent de la Faculté de Médecine Paris, page 170.

« L'on pourroit s'imaginer, dit-il, que ne tirant de la » matrice qu'un pied d'abord, l'autre restant en-dedans » doit donner de l'embarras, ou trop augmenter le volume » des fesses; ce qui doit obliger l'Accoucheur à mettre une » ligature au pied qui est déjà sorti, crainte qu'il ne rentre, » & à reporter sa main dans la matrice pour aller chercher » l'autre pied. C'est une ancienne pratique qu'on a aban-

Entr'autre accouchement de cette nature, j'ai opéré pareillement le 6 Nivôse, an six de la République française, sur une Citoyenne, âgée de trente ans, native de Neufchâtel en Suisse, son enfant, au moment du travail d'accouchement, présentoit au détroit supérieur, partie du col & de l'oreille droite; après avoir attendu inutilement des efforts de la nature, & avoir tenté sans succès de ramener la tête en meilleure position, je terminai en allant chercher l'enfant par les pieds, opération que j'exécutai, sans rencontrer aucune difficulté, parce que cette femme, de même que celle qui fait le sujet de la première observation, avoit le bassin bien conformé, & que les parties de la génération, étoient bien humectées & bien souples.

» donné pour deux raisons; la première, parce que c'est
» tourmenter de nouveau une femme qui l'a déjà été, &
» fatiguer inutilement la matrice; la seconde, c'est que
» l'expérience nous a appris que l'enfant suit toujours les
» efforts que l'on fait sur une jambe seule; & que la cuisse
» & la jambe restées en-dedans, bien loin de nuire, sont de
» quelque utilité pour le succès de l'accouchement; en ce
» que grossissant le volume des fesses & des reins, ils contri-
» buent à la plus grande dilatation de l'orifice de la matrice
» & du vagin; & font que la tête passe ensuite plus aisé-
» ment & avec moins de risque. C'est, ajoute-t-il, au cé-
» lèbre M. Clément, qu'on doit cette excellente pratique.

Environ un an, avant le fait ci-deſſus rapporté (c'étoit le 25 Pluvioſe, an cinq de la République françaiſe); j'avois opéré avec une égale facilité ſur la Citoyenne Marie Bardeau-Menſard, âgée de trente ans, native de Deſcrouttes, dans la ci-devant Bourgogne, femme de confiance chez le Citoyen Arnoulde, Négociant, rue de Virames, Diviſion de la Halle-aux-Bleds, numéro 16, à Paris. Cette femme n'étoit point novice ſur ce qui ſe paſſe dans un accouchement naturel, puiſqu'elle avoit eu précédemment quatre enfans, dont elle étoit accouchée le plus heureuſement du monde; on pourra ſe faire une idée de ſa ſurpriſe, lorſque peu de temps après l'avoir touchée, je voulus la placer dans une poſition relative à la manœuvre que je méditois, d'après la connoiſſance que j'avois priſe de ſon état. Inutilement lui repréſentai-je que c'étoit une nouvelle manière d'exercer l'art des accouchemens, plus avantageuſe que celles miſes en uſage dans ſes précédentes couches; il fallut à-peu près l'éclairer ſur la vérité pour la calmer & la ſoumettre, ce qui ne me fut pas très-aiſé; car elle ne pouvoit ſe figurer qu'étant bien conformée, après avoir eu quatre enfans, qu'elle avoit mis au monde ſans accident, comment ce cinquième enfant pouvoit s'être mal placé au point de ne pouvoir ſortir de ſon ſein, ſans les ſecours de l'art; enfin mes raiſons l'emportèrent ſur ſes doutes, & elle s'abandonna avec confiance à mes procédés.

Dans ce moment, les contractions de la matrice ſe ſuccédèrent avec une rapidité & une intenſité ſi conſidérables, qu'elles ſembloient menacer de la rupture de cet organe, d'ailleurs, développé au point de donner au ventre de cette femme un volume extraordinaire; le col de l'utérus étoit effacé & parfaitement dilaté depuis environ une heure; l'enfant préſentoit la poitrine, très-élevée au centre du détroit ſupérieur, tellement que ſon col & ſa tête répondoient à la fauſſe iliaque droite du baſſin de la mère. Pendant que ſon ventre & ſes cuiſſes étoient dans la fauſſe iliaque gauche, &c.; il n'y avoit pas à balancer ſur le parti à prendre, auſſi ne différai-je que le temps que j'employai à convaincre cette Citoyenne, de la néceſſité & du peu de danger de ſuppléer la nature dans ce cas; elle-même avoua, quand elle fut délivrée, que cette manœuvre lui avoit ſemblé plus douce qu'elle ne s'y étoit attendue.

Tout récemment encore, j'ai terminé avec la facilité que donne conjointement la bonne ſtructure des parties de la femme en mal d'enfant & l'habitude du travail dans l'opération, deux accouchemens contre nature; le premier eut lieu le 20 Nivoſe préſente année, ſeptième de la République française, à deux heures de l'après-midi, ſur la Citoyenne Tupeint (*ſon Epoux eſt Homme de Loi*), âgée d'environ trente-ſix ans, native de Château-Dun, demeurant à Paris, quai de la Ferraille, numéro 4, au troiſième étage ſur le devant. L'enfant qu'elle portoit étoit le fruit de ſa troiſième groſſeſſe, parvenu à terme; tout étoit diſpoſé à l'accouchement, excepté qu'il ne pouvoit s'opérer cette fois naturellement, parce que cet enfant préſentoit au détroit ſupérieur la région pectorale latérale droite, ainſi que je l'ai reconnu moi-même, après mon épouſe, Sage-femme, qui avoit été appellée avant moi, laquelle, par prudence, demanda le ſecours d'un homme de l'art; deſorte que le Citoyen Tupeint, qui me connoiſſoit de réputation, vint me quérir. Je terminois cet accouchement, comme j'avois fait les précédens, en ménageant les membranes qui étoient encore intègres, juſqu'à ce que ma main, dirigée graduellement dans la matrice, fut parvenue juſqu'au fond de cet organe, où je les crêvois pour arriver à l'enfant que j'amenois enſuite, qui ſe trouva être de ſexe maſculin & bien vigoureux. J'opérai la délivrance ſans obſtacle, environ dix minutes après, puis je m'en allois, laiſſant à la Sage-femme les ſoins ultérieurs que l'on doit aux nouveaux nés & aux nouvelles accouchées: la Citoyenne Tupeint, n'ayant plus rien à deſirer à cet égard, étant bien établie dans ſon lit, pendant que la Sage-femme s'occupoit de son enfant, & à son insu, elle prit des mains de son époux, plein un grand vase, contenant au moins une bonne chopine d'excellent vin chaud sucré, dans l'intention de restaurer ses forces; mais qui au contraire une demi-heure après, lui occasionna une hémorrhagie utérine externe, qui pensa lui ravir la vie, & duquel danger, la Sage-femme, s'étant apperçu, eut le bonheur de la sauver par les secours qu'elle lui donna (6).

Enfin, le second fait récent, dont il me reste à parler dans ce Mémoire, est du premier Pluviose, an sept de la République française, à onze heures du matin. La Citoyenne Bouvier, épouse du Citoyen de ce nom, Représentant du Peuple, au Conseil des Cinq Cents, demeurant cul-de-sac Hyacinthe, numéro 57, au second, en entrant

(6) L'accideut arrivé assez long-temps après l'accouchement de la Citoyenne Tupeint, qui, malheureuse nent n'a que trop d'exemples à-peu-près semblables, même après les accouchemens les plus ordinaires, peu faire juger aux jeunes Praticiens, combien il est dangereux de quitter trop promptement une nouvelle accouchée. D'ailleurs, si je ne dis pas grand chose, en ce moment, de la perte utérine, c'est que e réserve cette matière pour le onzième Mémoire de cet Ouvrage, où je rapporte une observation des plus intéressantes, d'hémorragie externe & interne, arrivé au même sujet.

par la rue de la Sourdière, à main droite, à Paris, étoit parvenue au terme de ſa groſſeſſe, dont elle attendoit ainſi que ſon époux, le réſultat ſimple & naturel qu'elle avoit éprouvée dans ſes précédentes couches, avec d'autant plus de raiſon qu'elle ſavoit être conformée dans les dimenſions les plus avantageuſes. Néanmoins, après quelques heures de travail, la dilatation étant parfaite & les membranes bombantes; il fut reconnu que l'enfant ſe préſentant mal, l'accouchement ne pouvoit avoir lieu ſans le ſecours de l'art, & je ſus requis à ce ſujet. Je trouvois l'enfant dans la même ſituation, que celle où s'étoit préſenté celui de la Citoyenne Tupeint, dont je viens de parler ci-deſſus, pourquoi je terminois également en allant à la recherche du pied, & j'amenois un beau & gros garçon, qui, au moment de ſa naiſſance, étoit dans un état apoplétique, mais qui fut heureuſement rappellé à la vie, par les ſecours d'uſage. L'accouchée débarraſſée de toute inquiétude, ſitôt qu'elle a été délivrée, a déclaré qu'elle avoit eu plus de peur que de mal, de l'expérience qu'elle venoit de faire des manœuvres néceſſaires, dans le cas d'accouchement contre nature; d'ailleurs, les ſuites de ſa couche ont été des plus heureuſes.

RÉFLEXION.

CES ſortes de cas, où il faut terminer l'accouchement en allant à la recherche des pieds de l'enfant, sont assez fréquens, & presque toujours sans suites fâcheuses; 1.° quand la femme a déjà eu d'autres enfans; 2.° quand il n'y a pas de vice de conformation, soit du côté de la mère, soit du côté de l'enfant, ou de tous les deux à la fois; 3.° quand la dilatation est achevée, que toutes les parties de la génération sont suffisamment humectées & souples; 4.° quand les eaux de l'amnios ne sont point encore écoulées (7);

(7) Dans les cas rapportés ici, comme dans tous ceux qui peuvent leur être comparés, il seroit infiniment fâcheux que les eaux de l'amnios fussent évacuées avant l'instant où l'enfant, sortant des entrailles de sa mère, est entraîné par la puissance de l'art; parce qu'elles favorisent singulièrement cette manœuvre;

1.° En maintenant le développement de la matrice, ce qui rend plus aisée l'introduction de la main qui doit opérer dans la cavité de cette organe, lui laisse plus d'espace & de liberté pour saisir l'enfant par un des pieds, ou tous les deux à la fois, le retourner & l'amener au monde;

2.° En coulant lentement, & en même temps que l'enfant s'avance, elles humectent & lubréfient toutes les parties du passage musculo-membraneux & nerveux qu'il doit parcourir, rendent les frottemens plus doux, par conséquent moins irritans, & garantissent de plusieurs difficultés & de plusieurs accidens qui peuvent naître de leur écoulement prématuré.

5.° enfin, quand l'opérateur eſt aſſez adroit, ou aſſez heureux pour n'avoir pas beſoin de réintroduire pluſieurs fois la main dans la matrice.

SIXIÈME MÉMOIRE.

Mauvaiſe ſituation d'un enfant pendant le travail de l'Accouchement, réduite en bonne poſition par les ſeuls efforts de la Nature; d'un dépôt laiteux au ſein gauche, & de ſa guériſon.

S'IL eſt des cas, comme ceux que j'ai rapportés dans les précédentes obſervations, où il eſt avantageux d'uſer des reſſources de l'art; on verra par le fait ſuivant, qu'il en eſt auſſi qui ſemblent d'abord exiger ces mêmes ſecours; leſquels, cependant, avec un peu de patience, ſe terminent heureuſement par les ſeuls forces de la nature. La pénétration que donne l'expérience, fait le plus ſouvent diſtinguer le procédé que l'on doit préférer & ſuivre (8) dans l'un ou l'autre cas.

---

(8) Oui, l'expérience peut garantir de bien des erreurs; mais, je le dis pour l'encouragement des jeunes Praticiens, chez leſquels trop de timidité enchaîneroit le talent, l'expérience ne rend point infaillible; car avec la meilleure

Appelé par la Citoyenne Boiſmouchy, demeurant rue Ville-l'Evêque, numéro 59, près

---

intention, & toute la ſagacité poſſible, il peut arriver qu'on ſe trompe, non-ſeulement dans le cas ſimple, dont je traite, mais auſſi dans d'autres plus importans; l'expoſé ſuivant en fournit la preuve.

Une tumeur mobile formée par un ovaire, en partie dénaturé, & conſidérablement accru par la maladie, étoit pouſſée par la tête de l'enfant, dans les efforts de l'accouchement, juſqu'au deſſous de la baſe du ſacrum, & un peu vers l'un de ſes côtés; cette tumeur fut priſe par les Citoyens Deleurie & Lauverjeat, pour la ſaillie de cet os, le Citoyen Baudelocque, lui-même, prit cette tumeur pour une exoſtoſe du ſacrum. Le peu d'étendue qu'elle paroiſſoit laiſſer au petit diamètre du détroit ſupérieur avoit fait croire au Citoyen Lauverjat, que l'opération céſarienne étoit l'unique reſſource, lorſque par haſard, & par ſuite des longues, réitérées, pénibles & meurtrières recherches, cette tumeur s'eſt trouvée déplacée, & a permis de terminer en allant à la recherche des pieds de l'enfant, &c.; ce que l'on auroit pu pratiquer plutôt, en déplaçant la tumeur mobile qui portoit obſtacle, ſi ces célèbres Praticiens ne s'étoient d'abord mépris ſur ſa nature.

Les Savans que je viens de citer, ne ſont pas les ſeuls qui n'ont pu ſe garantir d'erreur, malgré les connoiſſances profondes qui les font diſtinguer honorablement dans la Société. Entr'autres, on a vu pluſieurs Médecins & Chirurgiens, tant en France qu'ailleurs, ſe déclarent en faveur d'une opération, inutile & meurtrière, je veux dire de la ſection de la ſymphiſe du pubis. La Faculté de Paris,

celle d'Anjou, Fauxbourg Honoré, à Paris, le 28 Germinal, an six de la République française, à dix heures du soir, rendu près d'elle, & d'après l'examen usité, je la trouvai dans le travail d'enfantement le plus prononcé, la dilatation étoit

---

fit frapper une Médaille en l'honneur de son Inventeur, le Médecin Sigault, qui seul en tira avantage, en ce qu'elle lui valut de la renommée & une Pension du Gouvernement; tandis que les femmes sur lesquelles la section du pubis a été pratiquée, soit par l'Inventeur de cette opération, ou par ses imitateurs, en ont été victimes;

1.° En l'endurant inutilement, puisque plusieurs d'elles ont ensuite accouché naturellement, & sans son secours;

2.° En y perdant leur enfant, quoique le but de cette opération au contraire, étoit de le conserver;

3.° Enfin, en y succombant elles-mêmes.

(Voyez *le second Volume sur l'Art des Accouchemens, par le Citoyen Baudelocque, édition de 1789, page 436 jusqu'à celle 555, & le Numéro 25 du Recueil périodique de la Société de Médecine de Paris, tome V.*)

Je bornerai là les exemples trop communs des fautes commises par des hommes que leurs capacités scientifiques, élevent cependant avec raison au-dessus des autres, & je remarque, que si de tels hommes se trompent, que ne peut-il pas arriver aux jeunes Praticiens; cela doit les rendre prudens, mais non les décourager, parce qu'avec des lumières & de la présence d'esprit, quand il est arrivé quelque accident imprévu, on y remédie plus efficacement.

avancée, les membranes bombantes, la tête de l'enfant très-haute, dans une situation, dite de travers, tellement que le détroit supérieur n'en étoit occupé que partiellement, & du côté droit, au-dessus de la convexité, formée par la cavité cotilloïde; l'autre partie du détroit supérieur n'offrant rien au toucher. Comme cette Citoyenne avoit eu six accouchemens heureux avant celui-ci; qu'elle étoit bien conformée, & qu'elle soutenoit parfaitement l'impression des douleurs actuelles, quoiqu'elles fussent très-vives; je crus devoir attendre un peu des efforts de la matrice, pour l'engagement, & le placement plus avantageux de la tête de l'enfant. L'orifice de cet organe étoit absolument dilaté & disparu, le toucher n'offroit encore rien de régulier au détroit supérieur, dans les intervalles de chaque contraction, quand une nouvelle douleur plus forte & plus longue que celles qu'elle avoit essuyées jusqu'alors, opera la rupture des membranes, précipita la tête de l'enfant dans l'excavation du sacrum & presqu'à vue; une seconde douleur très-énergique, survint immédiatement par l'effet de laquelle l'enfant fut entièrement expulsé du sein de sa mère (*en cet instant minuit sonna.*) Et dix minutes après, la délivrance eut lieu, selon l'ordre le plus ordinaire.

Cette Citoyenne étoit sujette à souffrir, après ses couches, & pendant plusieurs jours de suite, des tranchées très-vives qui l'empêchoient de repoſer; cette fois, elle n'en a point éprouvées, & elle en a attribué l'abſence, à l'effet du mêlange ſuivant, dont elle prenoit plein une cuillère à bouche de deux heures l'une, indépendamment de la décoction de chiendent édulcoré, dont elle buvoit dans les heures intermédiaires.

Prenez de l'eau de fleurs d'orange, deux onces; huile fine d'olives, une once; ſirop de capilaire, trois onces.

Je ſuis dans l'uſage, pour les femmes qui ne nourriſſent pas, de les purger peu de jours après qu'elles ont ceſſé de voir en rouge. La Citoyenne Boiſmouchy étant dans ce cas, & deſirant être purgée par lavement, le 5 Floréal ſuivant, je lui ordonnai une once & demie de ſulfate de magnéſie pour deux lavemens, pris après la reſtitution de l'un l'autre, & dont elle s'eſt bien trouvée.

Trois mois après cet accouchement, je reçus un enfant à la ſuite d'un travail ſemblable à celui rapporté ci-deſſus; mais dont les ſuites de couches ne furent pas auſſi heureuſes, par la faute de l'accouchée.

La Citoyenne Hermenone, native de Caen, âgée de vingt-deux ans, d'une conſtitution robuſte, d'un tempérament ſanguin & bilieux, eût d'autant plus de lait, qu'elle étoit moins ſobre, & qu'elle mangeoit beaucoup à mon inſu. Le cinquième jour de ses couches, elle commit l'imprudence de s'exposer à une croisée où il régnoit un grand courant d'air, sans avoir, contre mon ordonnance, la poitrine soutenue & suffisamment couverte. Son lait se grumela d'abord dans ses mamelles, & peu d'heures après, elle éprouva dans le sein gauche, des élancemens aigus, précurseurs d'un abcès considérable, dont elle fut affectée assez subitement, puisqu'il perça naturellement le lendemain, & rendit environ une chopine de pus.

Cette Citoyenne effrayée de son état, en suivant enfin mes conseils, se réduisit pendant quinze jours consécutifs, à trois petites soupes par jour, à l'eau de chiendent édulcorée, de sirop de capillaire pour boisson journalière, deux lavemens de décoction de pariétaire, pris chaque jour le soir, l'un sitôt après la restitution de l'autre; les bains généraux de chaleur agréable, durant une heure chaque fois, pris de deux jours l'un, les pillules fondantes, prises à dose altérante les jours de bain, & à dose évacuative les jours intermédiaires.

La fièvre, apelée vulgairement *Poil*, fut forte pendant le premier & partie du second jour; elle céda insensiblement, & parut passée dès le troisième jour, quoique les deux mamelles fussent encore très-engorgées, offrant au toucher plusieurs grains glanduleux de la grosseur d'un œuf de poule chaque, formant des paquets dans chaque ſein, plus volumineux que le poing; de quatre heures en quatre heures, on renouvelloit les larges cataplaſmes de riz, dont j'avois ordonné l'application ſur ces deux tumeurs, & dont je continuai l'uſage pendant dix jours. A ce terme du traitement, je les ſupprimai, l'engorgement de la mamelle droite étant réſout, celui de la gauche qui avoit beaucoup ſuppuré, & dont le ſinus étoit fermé, étoit réduit à une petite glande molle, de la groſſeur d'une noix, ſituée ſous le mamelon. Cet engorgement céda entièrement, dans le terme de quatre jours, à l'effet de la chaleur locale, des bains domeſtiques, des pilules fondantes, & du régime de vivre le plus ſobre. Alors, je permis plus de nourriture à la malade pour la ramener graduellement à ſa manière de vivre ordinaire, & depuis elle ſe porte bien.

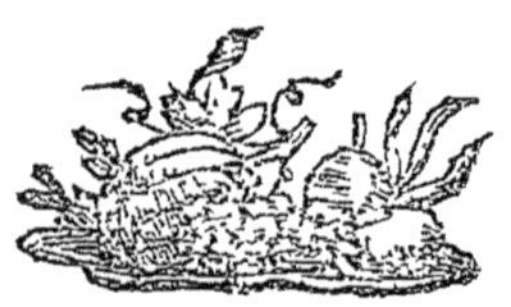

SEPTIÈME MÉMOIRE.

Délivrance effectuée par la Nature, après avoir été tentée infructueusement, d'abord par l'Auteur de ce Mémoire, puis par le Citoyen GIRAUD, *ancien Chirurgien, Suppléant du Chirurgien en chef du grand Hospice de Paris. Remarques à ce sujet.*

LE 16 Floréal, an six de la République française, à dix heures moins un quart du soir, le Citoyen Fombelle, Représentant du Peuple, demeurant rue de l'Echelle-Honoré, près la Place du Petit-Carrousel, à Paris, me requit pour secourir son épouse, qu'il me dit être malade depuis environ quatre mois, qu'elle avoit essuyé plusieurs pertes, observant, qu'à son arrivée à Paris, elle avoit été attaquée d'une violente fluxion de poitrine; laquelle maladie avoit ruiné étonnamment sa constitution, & perdu sa santé, d'autant plus difficile à regénérer qu'elle étoit encore atteinte de perte, quoiqu'elle fut en état de grossesse, au terme de environ quatre mois, & au moment où il me parloit, menacée d'accouchement prématurée (9); il ajouta qu'elle étoit visitée

(9) Les Auteurs qui ont écrit sur l'Art des accouchemens,

par le Citoyen Vittette, célèbre Médécin de Lyon; & qu'il y avoit peu de minutes que le Citoyen Giraud, ancien Chirurgien, ſuppléant du Chirurgien en Chef du grand Hoſpice de Paris (*de plus ſon pays & ſon ami*), ſortoit de chez lui, qu'il avoit ordonné à ſon épouſe, l'eau de riz édulcoré, avec quelques gouttes d'eau de fleurs d'orange,

---

ont juſqu'à préſent employé, comme ſynonymes, les mots d'avortement, fauſſe couche & accouchement prématuré. Quelques-uns ont déjà fait ſentir la confuſion des idées qui naiſſent des différens ſens qu'on attache à ces mots; mais, ſoit par négligence, par modeſtie, ou par reſpect pour l'uſage, ils n'ont pas oſé trancher la difficulté: excepté le mot avortement, que l'on peut employer au figuré; ci ſuit comme je les interprette relativement à l'Art de la Médecine.

1.° Par AVORTEMENT, j'entends déſigner l'expulſion d'un fœtus des animaux, avant le terme abſolu de leur geſtation;

2.° Par FAUSSE-COUCHE, j'entends la ſortie des ſubſtances qu'on ne peut regarder comme le produit de la conception, & qui conſtitue la fauſſe-groſſeſſe;

3.° Par ACCOUCHEMENT PRÉMATURÉ, j'entends l'expulſion de l'enfant avant le terme ordinaire de la groſſeſſe; & pour donner une idée de l'état de développement & de viabilité où ſe trouve l'enfant dans l'accouchement prématuré; il eſt tout ſimple d'ajouter à trois, quatre, cinq, ſix, ſept ou huit mois, ſelon l'époque de ſa ſortie du ſein de ſa mère.

& un lavement qu'elle venoit de prendre; mais que la Citoyenne Fombelle s'étant présentée à la garde-robe, pour restituer ledit lavement, elle s'en étoit soudain retirée, s'écriant, avec l'accent de la frayeur; qu'elle avoit quelque chose de volumineux dans les parties sexuelles, & qu'il falloit promptement lui aller chercher du secours, nommément les Citoyens Vittette & Giraud.

Le Citoyen Fombelle vint d'abord chez moi, comme étant le plus près de sa demeure (la maison qu'il habite touche à la mienne). Je me transportai de suite avec lui, il me conduisit auprès de son épouse, que je trouvai étendue dans un grand fauteuil. Je l'interrogeai sommairement, pendant que je lui touchai le pouls, elle me dit que l'avant-veille, elle avoit été tourmentée de maux de reins & de douleurs de bas ventre considérables; que dans le courant de la nuit dernière, elle s'étoit trouvée inondée subitement dans son lit, par quantité d'eau sortie des parties génitales; que depuis, elle n'avoit plus senti de douleurs, sinon qu'elle avoit vu un peu en rouge & en blanc, & que dans le moment où elle me parloit, elle pensoit accoucher.

Je présumai, avec raison, que les douleurs éprouvées l'avant-veille, par cette Citoyenne, étoient celles provoquantes de l'accouchement; & que les eaux, dont elle s'étoit trouvée inondée, étoient les eaux de l'amnios issues par la rupture des membranes, & sans plus attendre, je procédai au toucher.

Je trouvai un fœtus hors des parties de la génération, excepté la tête qui étoit restée engagée à l'entrée du vagin. Comme la Citoyenne Fombelle avoit porté plusieurs enfans à terme, je n'eus pas de peine à extraire la tête de celui-ci, à l'aide des doigts indicateur & médius de ma main droite que j'introduisis dans le vagin, &c. Le Citoyen Fombelle, present à cette manœuvre, coupa par mon ordre le cordon ombilical; puis je me débarrassai de cet enfant mort-né, en le mettant sur une assiette qui se trouvoit près de moi; j'examinai de nouveau la Citoyenne Fombelle, je reconnus que le corps de la matrice étoit dans un état d'inertie absolue, quoique son orifice fût revenu sur lui-même, permettant à peine l'introduction d'un doigt. Considérant l'état d'épuisement, de foiblesse & de situation mal commode, où se trouvoit l'accouchée, j'ordonnai de la mettre au lit; pour y parvenir plutôt, je coupai les cordons de ses vétemens qui portoient obstacle, & en moins d'une minute, elle fut couchée. Aussitôt, je me mis à l'œuvre de la délivrance, dans la supposition qu'elle seroit peut être praticable, ce qui n'est pas ordinaire à ce terme de grossesse (10); néan-

(10) Voyez les notes pages 56 & 57.

moins j'y travaillai l'eſpace de ſix minutes : convaincu par les difficultés que j'éprouvois (11), que de plus longues tentatives de ma part, fatigueroient inutilement la patiente, vu que malgré que d'une main appuyée ſur le bas ventre, je ſoutenois & rapprochois le corps de la matrice, pendant que des doigts de l'autre main, je tâchois de parvenir au placenta ; je ne pus en atteindre qu'un des bords, que j'ébranlois le plus qu'il me fut poſſible, mais que je ne voulus pas arracher ; penſant d'une part, que lorſque la matrice reviendroit ſur elle-même, elle auroit plus de facilité à expulſer la maſſe totale du placenta, en ce qu'il préſenteroit par ſon volume un point de contact plus conſidérable à l'action de cet organe, laquelle action par cela ſeroit plus efficace : d'une

---

(11) « Le *placenta* reſte ſouvent dans la matrice, quand le cordon trop foible ne permet pas de s'en ſervir pour » le tirer, & que les douleurs ne ſont point aſſez fortes » pour en venir à bout ; il eſt encore obligé d'y ſéjourner, » lorſque l'ouverture qui a donné paſſage au fœtus, n'eſt » pas ſuffiſante pour le volume que le *placenta* préſente à » l'orifice ; ou eſt enfin dans l'impoſſibilité de le tirer dans » les cas où ce corps reſte adhérent à la matrice, après la » ſortie du fœtus ; il eſt donc beaucoup mieux d'attendre » que la nature travaille à s'en délivrer, que d'employer » des efforts inutiles pour le faire venir. PUZOS, *Traité des Accouchemens*, page 324.

autre part, la C.ne Fombelle ayant requis la préſence des Citoyens Vittette & Giraud, Médecin & Chirurgien diſtingués, habitués à la voir depuis ſon arrivée à Paris. Je crus pouvoir attendre leur venue; le Citoyen Giraud arriva demi-heure après moi. Après m'avoir entendu, il crut devoir auſſi tenter la délivrance, peut-être pour ſe garantir d'un inculpation, dont parle & que réfute le célèbre Puzos, que j'ai tranſcrit dans la note ci-deſſous (12). On connoît la dextérité de cet habile Praticien, dans tous les cas opératoires; lorſqu'il y a poſſibilité de ſuccès; cependant, malgré ſa perſévérance & le courage de l'accouchée qui lui portoit une confiance ſans borne; après une heure de travail, partagée en deux temps, par un intervalle de cinq minutes de repos; le Citoyen Giraud n'a pu obtenir que quelques petits fragmens du délivre, & quelques

(12) « Le Public accuſe ſouvent d'ignorance ceux qui, » mandés pour ces ſortes d'avortemens, abandonnent l'arrière-faix au gré de la nature, au lieu de chercher les » moyens de le tirer. Il ignore, ſans doute; qu'il n'eſt pas » au pouvoir de l'Art, dans les Accouchemens au terme de » deux ou trois mois, d'obtenir la ſortie de ce corps qui » peut ſéjourner dans la *matrice*, par différentes cauſes. Puzos, *Mémoire ſur les Pertes de ſang*, *pages 323 & 324 de ſon Traité des Accouchemens*. Voyez les notes des pages 56 & 59.

caillots de ſang répondant en totalité à la ſomme d'une palette : vainement la matrice fut-elle irritée par cette manœuvre, elle reſta opiniâtrement inerte. En ce moment revint le Citoyen Fombelle, qui étoit aller chez le Citoyen Vittette ; ce Médecin, exceſſivement fatigué de ſes doubles travaux, comme Repréſentant du Peuple & comme Officier de Santé, ne pu venir, ſelon le deſir de la Citoyenne Fombelle ; mais inſtruit de l'état des choſes par ſon époux, il donna une ordonnance, par laquelle il opinoit à ce que l'on abandonna la délivrance à la nature. Le ſang que l'accouchée rendoit, provoqué dans ſon émiſſion par les tentatives faites pour la délivrance, ceſſa de couler, dès que l'on ceſſa de la tourmenter. Enfin, le Citoyen Giraud, mu par une prudence louable, & comme ami de la maiſon, ſe dévoua à paſſer la nuit auprès de la Citoyenne Flombelle ; alors je me retirai, il étoit onze heures & un quart du ſoir.

Le lendemain dix-ſept courant, à midi, j'allai chez cette Citoyenne ; je trouvai auprès d'elle le Citoyen Giraud, attendant la viſite du Citoyen Vittette, Médecin. Le pouls de la malade, en meilleur état que la veille, indiquoit beaucoup de foibleſſe, elle n'avoit éprouvé aucune tranchée, quoiqu'elle eût rendu, dans la nuit, avec un petit caillot de ſang, un fragment du placenta, auquel étoit attaché le cordon ombilical. Après cette ſeconde viſite, je ne vis pas davantage la Citoyenne Fombelle, parce que je n'étois pas ſon médecin ordinaire. Mais neuf jours après, je rencontrai dans la rue le Citoyen Giraud, à qui j'en demandai des nouvelles ; il me dit qu'il n'étoit ſurvenu aucun accident fâcheux, & que les ſuites de cet accouchement prématuré étoient heureuſes.

REMARQUES.

L'enfant mort-né, provenant de cet accouchement prématuré, préſentoit l'aſpect de trois mois & demi de conception ; il étoit émacié & paroiſſoit avoir ſouffert dans le ſein de ſa mère, ce qui ne ſemblera pas étonnant, ſi l'on conſidère que la Citoyenne Fombelle a été conſtamment malade pendant tout le temps qu'elle a porté ledit enfant. J'ai été appellé vingt-quatre heures après la rupture des membranes, & l'évacuation complette des eaux de l'amnios, la matrice ſeulement revenue dans ſon col, & par cela impénétrable (13). Heureuſement il n'y eût point de perte, 1.° parce que la malade étoit épuiſée de pertes fréquentes

(13) Le reſſerrement naturel du col de la matrice ne » s'oppoſe jamais plus fortement à la délivrance, qu'après » l'avortement qui ſe fait dans les quatre premiers mois » de la groſſeſſe. BAUDELOCQUE, *Art des Accouchemens*, Tome premier, page 422, Sect. N.° 930.

qu'elle avoit eſſuyées pendant ſa groſſeſſe; 2.° parce que la matrice, quoique dilatée dans ſon corps au terme moyen d'amplitude où elle étoit parvenue juſqu'alors, ne l'étoit point encore aſſez pour offrir dans ſes vaiſſeaux un calibre aſſez conſidérable pour livrer un paſſage facile à la partie rouge du ſang; 3.° parce que les ſinus utérins étoient encore en contact, & circonvenus par la ſubſtance du placenta qui étoit fortement adhérent aux parois internes de la matrice.

HUITIÈME MÉMOIRE.

Accouchement contre Nature, dans lequel l'enfant, preſſé fortement ſur l'ellipſe du détroit ſupérieur par les contractions utérines, préſentoit à-la-fois l'oreille, une main, avec le cordon ombilical, &c.

LA Citoyenne Méline (*épouſe du Citoyen Méline, vitrier*), demeurant Fauxbourg Germain, rue Guillaume, numéro 991, au deuxième étage, à Paris. Dans ſes précédentes groſſeſſes, étoit accouchée d'enfant mort-né, ou avant terme, ce que l'on avoit attribué à la laxité de ſes organes, & à la moleſſe de ſa conſtitution en général.

Le 6 Ventoſe, an ſix de la République française, cette Citoyenne étant parvenue au dernier mois de sa grossesse actuelle, elle vint chez moi en consultation, disant qu'elle voyoit en rouge depuis quelques jours. Le toucher me fit connoître le col de la matrice très-prononcé, libre à son orifice externe, & paroissant fermé à son orifice interne, quoique depuis quatre jours, il laissoit passer un peu de sang, ce qui me fit craindre les adhérences du placenta sur ledit orifice, ou très près de lui; d'ailleurs, la plaignante avoit le pouls égal & foible. En conséquence, je lui ordonnai de se mettre au lit, l'eau de riz & peu de nourriture.

Le lendemain, à neuf heures du matin, cette Citoyenne me fit dire qu'elle avoit fort mal passé la nuit, qu'elle perdoit du sang en plus grande quantité que la veille, & qu'elle éprouvoit des douleurs au fond de la partie, qui lui donnoient un tremblement universel. Je me rendis sur-le-champ auprès d'elle; au toucher, je trouvai les membranes faisant boudins dans le vagin, l'orifice de la matrice très-élevé, dilaté à deux pouces de diamèttre, le cordon ombilical flottant dans le trajet du boudin formé par les membranes, un corps de forme irrégulière sur la partie droite du détroit supérieur, s'étendant depuis la fausse iliaque droite, jusques sur la branche du pubis du même côté, présentant l'aspect d'une oreille &

d'une main : des douleurs alternatives qui ſe ſuccédoient rapidement en ſe prolongeant vers le rectum, paroiſſoient ſans autre effet; lorſqu'enfin l'une d'elles, plus aiguë & plus longue que les précédentes, opéra la rupture des membranes, ce qui me donna la réſolution que j'exécutai auſſitôt, d'introduire ma main droite, en refoulant le cordon ombilical, qui pour lors étoit à découvert. Pendant cette manœuvre, je diſtinguai au-deſſus du détroit ſupérieur, à droite, une main & une oreille qui étoit la droite de l'enfant, enſuite le col, puis le placenta & les membranes enveloppant le corps de l'enfant, qui étoit ramaſſé en paquet, fortement preſſé par les contractions de la totalité de la matrice. On conçoit, d'une part, que la main introduite dans cet organe ſe trouvoit très-gênée par les contractions qui s'oppoſoient ſi fortement à ſes manœuvres; pendant que, d'autre part, elles étoient avantageuſes pour la mère, en la garantiſſant d'une perte qui pouvoit lui devenir funeſte en raiſon du décolement du placenta avant l'accouchement, & d'autant plus dangereuſe qu'il avoit, ſelon toute apparence, été fixé pendant la groſſeſſe, à la partie antérieure du corps de la matrice, en s'étendant inférieurement juſqu'au bord de ſon orifice interne, ce qui démontroit que le ſang qui s'étoit épanché depuis pluſieurs jours, venoit de ce que le col de la matrice étant obligé de fournir à l'accroiſſement de ſon développement, dans les derniers temps de la groſſeſſe; le placenta qui s'y trouvoit attaché, n'ayant pu prêter à l'expenſion de cet organe, s'étoit décolé en partie, d'où s'en ſuivoit que portion de ſa ſubſtance & de ſes vaiſſeaux, n'étant plus en rapport avec les ſinus utérins qui lui tranſmettoient le ſang; ce dernier s'etoit fait jour à travers le col de la matrice. Je dis donc que le corps de l'enfant étoit ramaſſé en un peloton de forme indéfiniſſable, enveloppé du placenta & des membranes corion & amnios, fortement ſerré par la totalité de la matrice & ſi confus au toucher, que ce ne fut qu'après beaucoup de peine & de recherche, que je ſuis parvenu à débarraſſer & à ſaiſir la jambe gauche de l'enfant, au moyen de laquelle je terminai l'accouchement: le placenta ſe préſenta à la vulve, ſitôt après l'extraction de cet enfant. Ce dernier étoit dans un état apoplectique, pourquoi je lui tirai un peu de ſang par le cordon ombilical, avant de ſerrer la ligature; puis j'examinai de nouveau la mère, que je laiſſai de même que ſon enfant en bon état, & les ſuites de couches ont été heureuſes.

Il me revient en mémoire, un fait de pratique à-peu-près ſemblable à celui que je viens de décrire, qui m'eſt arrivé un an avant; je vais le rapporter ſommairement, parce qu'il offre quelques variétes que je crois bon de réfléchir aux jeunes praticiens qui liront ces Mémoires.

Le 12 Pluviose, an cinq de la République française, à quatre heures du soir, je fus réquis pour secourir la Citoyenne Poulain, rue du Martois, numéro 5, maison du Sellier.

Cette Citoyenne étoit en travail d'enfantement depuis trois jours; par le toucher, je reconnus que l'enfant étoit arrêté en mauvaise position au détroit supérieur, présentant ensemble, l'oreille droite, la main gauche & le cordon ombilical. L'orifice de la matrice avoit un pouce & demi en dilatation, les membranes étoient rompues, & les eaux écoulées depuis six heures. Le principal volume de la tête de l'enfant appuyé fortement par les contractions de la matrice, dans la fausse iliaque droite, & sur le cordon ombilical, dont l'anse flottoit dans le vagin.

Je terminai cet accouchement, non sans difficulté, en allant à la recherche des pieds de l'enfant, que j'amenai mort-né, j'attribuai sa mort, à la sortie prématurée du cordon ombilical, & à la longue compression qu'il avoit endurée par sa situation entre la tête de l'enfant, & les os du bassin de la mère, ce qui avoit intercepté la circulation de la mère à l'enfant, & dont ce dernier s'étoit trouvé victime. Les suites de couches ont été ordinaires & heureuses.

NEUVIÈME MÉMOIRE.

Accouchement laborieux, terminé à l'aide du crochet mousse.

DANS le courant de Vendémiaire, an six de la République française, la Citoyenne Batard, demeurant rue Honoré, numéro 1475, près le Temple Roch, étoit en état de grossesse & à terme, lorsqu'elle fut atteinte des douleurs précurseurs de l'enfantement, pourquoi elle appella à son aide la Sage-femme qui l'avoit visitée pendant sa grossesse, & qui devoit l'accoucher : cette Sage-femme vint aussi-tôt. Sa conduite ultérieure, donne à croire qu'elle a reconnu d'abord par le toucher, que l'enfant se présentoit mal, & que dans la crainte d'être retenue pour un travail, dont elle n'osoit pas s'avouer incapable, ou dont elle ne vouloit pas courir les hazards; elle s'est retiree, sans prévenir le Citoyen Batard, de l'état dangereux où elle laissoit son épouse, tellement que, peu d'instant après son départ, les membranes ont été rompues par les contractions énergiques de la matrice, & les eaux de l'amnios se sont aussi-tôt entièrement écoulées; quinze heures se sont passées dans l'attente du retour de la Sage-femme, mais le Citoyen Batard, qui s'étoit inutilement présenté plusieurs fois chez elle, soupçonnant qu'elle ne vouloit plus revenir, en même-temps qu'inquiet du sort de son épouse, en proie depuis si long-temps à des douleurs aiguës, fut chercher la Citoyenne le Pelletier, autre sage-femme (14); celle-ci qui travaille plutôt par humanité, que par intérêt, ayant l'avantage d'être au-dessus du besoin de son état, courut avec empressement chez la Citoyenne Batard, elle se pénetra bientôt de la conviction, que le travail étoit laborieux & contre nature, en raison de l'entière évacuation des eaux de l'amnios depuis quinze heures, de la contraction de la matrice, parfaitement moulée sur l'enfant qu'elle contenoit, & de la position de l'enfant qui présentoit la nuque, l'oxiput appuyé sur la branche droite du pubis, sa face paroissant regarder où être appliquée sur le côté droit de sa poitrine; elle demanda du secours, & ce fut moi qu'on vint quérir.

Arrivé chez la Citoyenne, je l'examinai & j'allai de suite à la recherche des pieds de l'enfant; je ne le retournai pas sans de grandes difficultés, & lorsque je l'eus amené jusqu'à la région du thorax, les tractions méthodiques que j'usitois dans ce cas, ne le faisoient pas avancer davan-

(14) C'est mon Epouse, par cette raison, je me retiens sur le bien que je pourrois dire d'elle. Je laisse à l'opinion publique à lui rendre la justice, que ses connoissances & son zèle à secourir les infortunées, lui méritent.

tage : l'orifice de la matrice revenu ſur lui-même, ſerroit le corps de cet enfant avec une force extraordinaire, dont ce cas m'offroit le premier exemple. Pour vaincre cette réſiſtance, je me décidai de recourir à un des crochets mouſſe compris dans le manche du forceps, perfectionné par le Citoyen Dubois, Profeſſeur & Démonſtrateur en l'Art des accouchemens. J'introduiſis cet inſtrument, & je l'appliquai de manière que la courbure du crochet mouſſe embraſſoit l'épaule gauche de l'enfant, près de ſon col; la branche longeoit obliquement ſon corps, paſſoit ſous la branche droite du pubis de la femme, pendant que l'extrêmité ou la cuillière de l'inſtrument, regardoit obliquement la partie moyenne interne de ſa cuiſſe gauche. Ainſi peſant de mon inſtrument ſur l'épaule & la clavicule gauche, en même temps aidé des tractions pratiquées de droite & de gauche, ſur le tronc de l'enfant, je terminai cet accouchement, car dès que les épaules eurent franchies l'orifice de la matrice, la tête s'y plaça, & la franchit de ſuite, & le reſte ſe paſſa comme de coutume, quant à la délivrance; mais l'enfant étoit mort-né, parce que la rupture des membranes, l'entière évacuation des eaux de l'amnios, lui avoit permi de reſpirer dans le ſein de ſa mère, & que les contractions ſubſéquentes de la matrice lui ayant intercepté l'air, devenu néceſſaire à son existence, le berceau de sa vie, étoit devenu son tombeau.

DIXIÈME MÉMOIRE.

Travail long & pénible, en raison de la rigidité des parties externes de la génération, sur une femme âgée de trente-six ans, & de l'obstacle apporté par l'étendue & l'épaisseur du périnée; espèce de prolapsus, & grande obliquité de la matrice; inertie de cet organe, menacé de rupture par les mouvemens convulsifs de l'enfant renfermé dans son sein, ayant nécessité l'application du forceps.

LA Citoyenne Marie Raimonde, Champegnoise, âgée de trente-six ans, fortement constituée, ayant été exercée aux travaux pénibles des champs, depuis son enfance, étoit enceinte d'un premier enfant, lorsque le 10 Vendémiaire, an sept de la République française, elle vint chez moi pour y faire ses couches. Il y avoit déjà dix jours, que selon son calcul, elle se croyoit à terme; depuis cinq jours, elle souffroit, disoit-elle, des douleurs de reins & de bas ventre qui l'empêchoient de tenir en place, & l'avoient empêché de fermer les paupières depuis trois jours. Préſumant, d'après ce rapport qu'elle étoit en travail d'enfantement, je jugeai convenable de la toucher, pour m'aſſurer de ſon état. Ses parties ſexuelles externes étoient fermes, d'une contexture ſerrée, elle avoit le périnée de la longueur d'un pouce & demi, & de l'épaiſſeur de ſix lignes; la première phalange de mon doigt indicateur, introduit dans le vagin, touchoit d'abord partie de la ſphère formée par la préſence de l'enfant qu'elle portoit, attendu que ſa tête ſe trouvoit déjà placée dans l'excavation du ſacrum, à l'entrée de la vulve, preſqu'à vue; mais recouverte par la tunique formant la voûte du vagin, & par la matrice; lequel organe, par une eſpèce de prolapſus compliqué d'obliquité, étoit deſcendu avec la tête de l'enfant, tellement que le fond de l'utérus étoit ſitué dans la région abdominale, en devant & un peu à gauche; pendant que la partie de ſon col étoit un peu au-deſſous du ſéguement du cercle, ou de la ligne éliptique, appellée détroit ſupérieur, répondant à la ſuture ſacro-iliaque droite. Comme cette Citoyenne étoit debout, pendant que je pratiquois ce premier toucher, il me fut alors impoſſible d'atteindre l'orifice du col de la matrice, & pour y parvenir; au ſecond toucher, je la fis coucher la tête baſſe, & les jambes fléchies. Après beaucoup de difficultés, j'atteignis enfin le but de mes recherches. Il n'y avoit plus de col, parce qu'il avoit fourni à l'expansion de la matrice; un orifice mince comme du papier, se faisoit à peine sentir; j'y introduisis le bout de mon doigt en forme de crochet, pendant que de l'autre main portée sur le ventre pour relever le fond de la matrice, j'essayai d'amener son orifice en meilleure situation. On pense bien que je n'y réussis qu'à force de répéter les manœuvres propres à produire cet effet, & ce ne fut que trente-six heures après; dans la nuit du 11 au 12 courant, que ledit orifice parvenu à un pouce & demi de dilatation en diamètre, resta en rapport avec l'entrée de la vulve. Cette Citoyenne se plaignoit d'un sentiment très-incommode & perpétuel, de pesanteur au fondement, & de douleurs de reins très-rapprochées les unes des autres, dont les intervalles ne lui donnoient point de soulagement, comme il arrive à la suite des contractions utérines dans un bon travail. J'ai dit qu'elle avoit déjà passé trois nuits sans reposer, il lui fut également impossible de dormir pendant les deux nuits suivantes, ce qui ne laissa pas de la fatiguer, en l'épuisant davantage. Je tâchai de soutenir ses forces par de bons potages & de bon vin chaud, qu'elle prenoit avec goût, quoiqu'elle fut tourmentée sans relâche par un mal-aise universel, &

des douleurs vives, mais impuiſſantes relativement à ſon état actuel. Chaque verre de vin qu'elle buvoit de loin en loin, ſembloit régénérer ſes forces & accroître ſes douleurs pendant environ une heure. Quant à la rigidité des parties externes de la génération, je la combattis avec quelques ſuccès, par le ſecours des demi-bains; mais le périnée devenu plus ſouple, reſtoit toujours épais, & tel qu'un rempart inébranlable contre lequel les contractions de la matrice portoient la tête de l'enfant, ſans effet, & cependant la dilatation de ſon orifice étoit parfaite dans la matinée du 12 courant. Le même jour, à onze heures du matin, les douleurs ceſſèrent totalement, & la matrice reſta dans cet état d'inertie, juſqu'à huit heures du ſoir, que je me décidai à terminer l'accouchement à l'aide du forceps (15), d'autant plus volontiers que j'avois longuement & inutilement attendu des reſſources de la nature, que la tête de l'enfant étoit très-tuméfiée, que la patiente ſe trouvoit découragée en même-temps qu'épuiſée du défaut de repos, occaſionné par les ſouffrances qu'elle avoit endurées depuis cinq jours conſécutifs (16), & que dans l'intervalle de

(15) Je n'ai rien dit des eaux de l'amnios, parce qu'elles étoient en petite quantité, & qu'elles n'ont point bombées durant le travail.

(16) Non compris les douleurs qu'elle avoit éprouvées,

ſept à huit heures du ſoir, elle s'eſt plaint à plu-ſieurs repriſes de ce que ſon enfant, en ſe remuant beaucoup, lui cauſoit, diſoit-elle, des douleurs de ventre extraordinaires, comme s'il étoit gêné, & qu'il eut voulu rompre les enveloppes qui le contenoient, pour ſe mettre en liberté. En portant la main au-deſſus de la région ombilicale, repondant au lieu occupé par le ſond de la matrice, à travers les tégumens, j'avois en effet palpé les mouvemens violens & couvulſifs des pieds de l'enfant, contre le ſond de cet organe; craignant qu'il n'en réſultât la rupture de la matrice, je crus, pour prévenir cet accident mortel, devoir hater l'extraction de l'enfant; ce que j'opérai avec d'autant plus de facilité, que dans la poſition où il ſe trouvoit (17), l'application du forceps eſt choſe aiſée pour peu qu'on ait de jugement & de dextérité. En raiſon de la longue inertie où s'étoit trouvée la matrice, je ne me preſſai point de délivrer l'accouchée. J'attendis que l'utérus fut ſuffiſamment revenu ſur lui même, en le ſurveillant non-ſeulement dans ſa totalité, mais particulièrement dans ſon orifice; & ce ne fut qu'une demi-heure après la ſortie de l'enfant, que j'opé-

ſept jours avant, ce qui fait enſemble douze jours de ſouffrance.

(17) Il avoit la face dans l'excavation du ſacrum, l'occiput répondant à la ſymphiſe du pubis.

rai la délivrance non sans difficulté ; car par surcroît d'obstacles, le placenta étoit fortement adhérent. Enfin, malgré la grosseur de l'enfant qui pesoit douze livres (18), le périnée ne se trouva déchiré qu'à moitié de son étendue (19), & comme les lèvres de cette déchirure présentoient dans ses bords, en raison de leurs épaisseurs, un point de contact assez grand, la réunion s'en est opérée en cinq jours. D'ailleurs, l'enfant se porte bien, & les suites de couches ont été heureuses.

---

(18) Je l'ai pesé par curiosité, parce qu'il me paroissoit extraordinairement gros & grand.

(19) Pendant que j'opérois avec le forceps, mon épouse Sage-femme, soutenoit le périnée, ce qui n'a pas peu contribué à le garantir d'une plus grande déchirure.

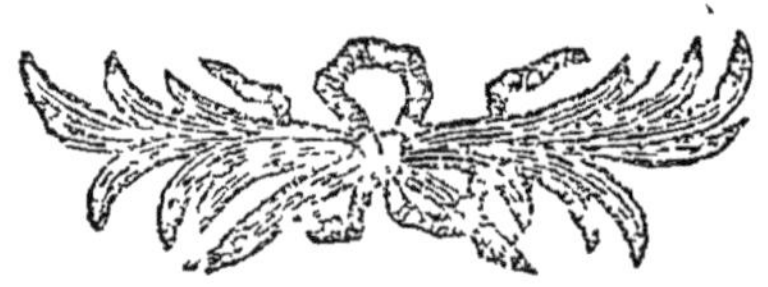

ONZIÈME MÉMOIRE.

Accouchement difficile, aidé du secours du forceps, suivi d'hémorragie extraordinaire externe & interne de l'utérus, occasionné par l'atonie de cet organe.

Le 13 Frimaire, an sept de la République française, à dix heures du soir, la Citoyenne Royer, âgée de trente-sept ans, demeurant chez son frère le Citoyen Dénier, Menuisier, rue Honoré, numéro 1475, près la rue de la Sourdière, à Paris, enceinte de son douzième enfant & à terme, fut atteinte des douleurs utérines, précurseur de l'accouchement; elle souffrit courageusement toute la nuit, jusqu'au lendemain 14, à cinq heures du matin, qu'elle appella à son secours la Citoyenne le Pelletier, Sage-femme, qui se rendit aussi-tôt auprès d'elle. Cette Sage-femme, au moyen du touché, trouva la tête de l'enfant encore dans la matrice, descendue avec cet organe dans l'escavation du sacrum, tellement que la première phalange de son doigt explorateur, introduit à l'entrée de la vulve, palpoit d'abord l'orifice de la matrice qui étoit épais, souple, présentant en dilation deux pouces &

demi de diamètre ; l'occiput de l'enfant répondoit au trou ovalaire droit, pendant que sa face regardoit la symphise sacro-iliaque gauche ; cette tête refouloit en devant le vagin, qui paroissoit en paquet sous la symphise du pubis, dans un état de délabrement qui annonçoit les travaux fatiguans, auquel il avoit servi dans les précédens accouchemens. Néanmoins, la Sage-femme, avec toute l'apparence de la raison, espéroit une terminaison prompte & heureuse, dans la supposition ou les douleurs seroient suffisantes ; mais, outre qu'elles n'avoient pas jusqu'alors été fortes, elles s'affoiblirent & s'éloignèrent de plus en plus, laissant le travail en l'état où il étoit. La femme en couche prit successivement deux lavemens à l'eau tiède, qu'elle restitua bien ; puis après, une petite soupe & un verre d'eau & de vin sucré, pour soutenir ses forces & reveiller, s'il étoit possible, les douleurs ; cette femme n'en éprouvoit d'autres, que celles occasionnées par les mouvemens violens de son enfant. A deux heures de l'après-midi, l'enfant cessa de se mouvoir, & la mère de souffrir ; cette dernière invita la Sage-femme à prendre patience, en lui apprenant qu'elle étoit toujours lente à accoucher comme à délivrer ; qu'elle avoit essuyé dans plusieurs de ses couches des pertes considérables, & que deux ou trois fois, on avoit été obligé d'entrer la main à pluſieurs repriſes dans ſon corps, pour tirer la délivrance par morceaux.

Ce rapport qui n'étoit rien moins que ſatisfaiſant, engagea la Sage-femme à preſſentir d'abord la Citoyenne Royer, ſur le beſoin qu'elle pourroit avoir d'un accoucheur.

A cinq heures du ſoir, les choſes étoient à-peu-près dans l'état où elles étoient douze heures avant, excepté que la tête de l'enfant étoit tuméfiée, & les parties extérieures de la génération de la mère gonflées; les eaux, peu volumineuſe, n'avoient point fait bomber les membranes dans aucun temps du travail, & la dilation de l'orifice étoit parvenu à trois pouces de diamètre. La Sage-femme jugeant qu'il ſeroit avantageux de terminer à l'aide du forceps, demanda du ſecours, & ce fut moi qu'on vint chercher.

Après avoir examiné cette femme, que je trouvois foible, d'ailleurs moralement & phyſiquement diſpoſée à l'opération préméditée, & avoir reconnu la ſituation de l'enfant; autant que le touché pouvoit le permettre dans ce cas, j'appliquai mon forceps avec les attentions relatives, à l'aide duquel j'amenai la tête de l'enfant, ſeulement à moitié hors la vulve, eſpérant d'ailleurs que l'irritation imprimée à la matrice par l'introduction des branches du forceps dans cet organe, qui enveloppoit encore la tête de l'enfant; avec laquelle elle étoit, comme je l'ai déjà dit, descendu dans le petit bassin, reveilleroit les douleurs, par le moyen desquels l'expulsion de l'enfant s'acheveroit naturellement; ne voulant pas vider brusquement cet organe, pour lui donner le temps de revenir graduellement sur lui-même, & par cette prudente conduite, éviter l'hémorragie que me faisoit pressentir l'état d'atonie où étoit l'utérus depuis plusieurs heures, & l'avertissement que m'avoit donné cette femme, qu'elle étoit sujette aux pertes sanglantes à la suite de ses accouchemens, &c. Je ne jugeai pas devoir tirer du sang, parce que je lui trouvois le pouls foible & la tête libre. D'autre part, je craignois en lui administrant quelques cordiaux, de stimuler spécialement, par leur effet, l'action de la cicula- tion en déterminant l'abord d'une trop grande quantité de sang vers la matrice que je présumois avoir perdu beaucoup de sa faculté contractille, par les fatigues des précédentes couches, & incapable pour le moment de résister à l'affluence du sang qui se porteroit en raison de la non-résistance qui lui livreroit un issu facile. J'avois à peine achevé ces reflexions, que quelques légères contractions survinrent, lesquels aidés des efforts de la femme en travail qui vouloit en voir la fin, poussèrent l'enfant complettement hors des parties de la génération, malgré l'opposition que j'apportois à l'exécution de ſon deſſein, pour en retarder l'effet. Il y eut auſſitôt une effuſion de ſang ſi conſidérable, que dans l'intervale de deux à trois minutes, il couloit du lit de miſère dans toute la chambre.

Penſant que le placenta, ſe trouvant en partie ou en totalité décollé, pouvoit, comme corps étranger, concourir à entretenir la perte, & que ſon volume ou ſa préſence dans la cavité de la matrice pouvoit auſſi s'oppoſer au rapprochement de ſes parois internes; je me mis en exercice pour l'extraire, à l'aide du cordon ombilical; mais une main portée ſur l'hypocaſtre, me fit appercevoir que malgré la douceur des tractions que j'exercois, j'entraînois en même temps le fond de l'utérus, pour lors diſpoſé à ſe renverſer & à paſſer à travers ſon orifice. Le ſang couloit ſans relâche, en grande quantité, la femme bailloit ſouvent, ſe plaignoit de foibleſſe & tintement d'oreilles; par mes ordres elle étoit découverte, portes & fenêtres ouvertes, quoiqu'il fit très-froid ce jour-là: on lui faiſoit reſpirer du fort vinaigre, en même temps qu'on lui frottoit & qu'on lui pâtinoit la région du ventre, où l'on ſentoit la matrice, pour l'engager à revenir ſur elle-même, attendu que ſon inertie étoit la cauſe principale qui entretenoit la perte terrible qui menaçoit les jours de l'accouchée; pendant ce temps, je portois ma main droite dans la matrice, pour aller à la délivrance; je parvins, après quelques recherches, à placer mes doigts entre la portion décolée du placenta & la matrice; mais je trouvois l'autre partie du délivre ſi intimement adhérent, que je ne pus l'avoir que par morceaux, après beaucoup de difficulté, & non ſans inquiétude ſur ce que la matrice étoit inſenſible aux espèces de grattement que j'exerçois dans ſa cavité pour avoir l'arrière-fait, & que la ſubſtance propre de l'utérus me paroiſſoit molle, ſpongieuſe, & pareille à celle du placenta; ce qui me rendoit extrêmement difficile la diſtinction que j'avois à faire, que d'ailleurs l'hémorragie continuoit toujours, & que la femme fut, dans cette entre faite, affectée de vertige, lypothimie & ſyncope; ſon pouls étoit concentré, petit, inégal, intermittent & convulſif. J'avoue qu'en ce moment, j'aurois deſiré être ſecondé par quelques Collégues, qui auroient, avec moi, partagés les peines & l'honneur de ce travail; mais le cas étoit preſſant, & je ne pouvois pas pour mon intérêt particulier, différer, pour attendre des ſecours trop tardifs, en ſemblable occurrence, encore moins abandonner inhumainement la malade à une mort certaine, faute de quelques ſoins donnés à propos; eſpérant la ſauver, comme j'avois réuſſi pour d'autres femmes également atteintes de pertes conſidérables; comptant, en outre, ſur les reſſources incompréhenſibles de la nature, qui arrivent ſouvent au moment le plus déſeſpéré; comme pour captiver l'admiration des mortels, ſur ſa toute puiſſance, & répandre ſans ceſſe ſur les peines des malheureux, le charme de l'eſpérance.

Dès que je crus avoir complettement décollé les parties qui conſtitue la délivrance, auſſi bien qu'il me ſembloit poſſible de le faire; je les amenois & les confiois à l'examen de la Sage-femme (20), puis je reportois ma main dans la matrice, pour lui donner un point de contact, ſur lequel elle pût s'appuyer à meſure qu'elle ſe contracteroit, en raiſon de l'irritation que j'exercerois ſur elle, dans le cas où elle reprendroit de la ſenſibilité; pendant que mon autre main, placée ſur l'hypogaſtre, ſoutiendroit & preſſeroit fortement ſon fond. En manœuvrant ainſi, je trouvois la ſubſtance de ce viſcère, quoique très-développé dans ſa totalité, épaiſſe d'un pouce dans tous ſes points; &, je le répète de ſubſtance mollaſſe & ſpongieuſe; état maladif, qui m'inſpira des doutes ſur le ſalut de la malade.

Après avoir été témoin de deux nouvelles

(20) En en raſſemblant les fragmens, elle y a reconnu, ainſi que moi, peu de temps après, la totalité de la maſſe du placenta.

ſyncopes, dans l'eſpace d'environ quinze minutes, le ſang coulant toujours abondamment, j'allois porter dans la cavité de la matrice une injection de diſſolution, de ſulfate d'alumine; quand je m'aperçus que l'hémorragie diminuoit, que la matrice devenue plus ferme, revenoit peu-à-peu ſur elle-même, & que ceſſant de flotter lâchement dans l'abdomen; elle prenoit la forme d'une ſphère, de ſorte que les vaiſſeaux utérins, ſe trouvant comprimés, & le ſang n'y pouvant plus pénétrer; à notre grande ſatisfaction, la perte externe ceſſa; mais notre joie ne fut pas de longue durée, comme je devois m'y attendre, & comme on le verra par la ſuite.

Pour reſtaurer l'accouchée, je lui fis prendre quelques cuillers de bouillon, puis je la fis changer de linge, & j'aidois à la mettre ſéchement dans ſon lit, où elle diſoit ſe trouver bien; quand peu de minutes après, ſurvint tout-à-coup un nouvel accident, ſuite aſſez ordinaire du premier, mais d'autant plus dangereux qu'il eſt caché, & qu'on ne s'en apperçoit ſouvent qu'au moment ou voulant réveiller l'accouchée, elle n'eſt déjà plus. J'en fus avertis par la pâleur de ſes lèvres, je lui touchois le pouls, & le trouvoit convulſif, une main que je portois en même temps ſur le ventre de cette femme, me fit connoître que la matrice étoit développée extraordinairement; la malade que j'interrogeois, put à peine me répondre en balbutiant, qu'elle se mourroit; baillement, suffocation, vertige, l'ipothymie, syncope & sueur froide s'emparèrent de nouveau de la Citoyenne Royer, lesquels symptômes me donnèrent à connoître qu'il y avoit perte interne (21). Je me hâtois d'introduire la main dans la matrice, pour en dégager peu-à-peu les caillots de sang qui s'y étoient accumulés, pendant que la Sage-femme lui faisoit des frictions sur le ventre avec des linges doux, bien chaud, lui faisant en même-temps & alternativement respirer du vinaigre & de l'alkali volatil (22). Revenue de cette syncope, elle en eû une nouvelle peu d'instant après, qui fut bientôt suivie de deux autres aussi menaçantes, & auquel je remédiois successivement en portant chaque

(21) « Il n'y a point de plus sûr reméde de la perte in-
» terne, que de vider la matrice du sang qu'elle contient;
» quand cet organe est vidé (*avec les précautions néccessaires*),
» la suffocation cesse, la femme revient à elle, & les suites
» de couches sont pour l'ordinaire heureuse. » Voyez *Traité des Accouchemens*, par DELEURYE, seconde édition, page 455, numéro 1084.

(22) Pour arrêter la perte externe, on a recours à la fraîcheur, même à glace; dans le cas d'hémorragie utérine interne; il faut, au contraire, employer la chaleur pour empêcher le sang de se cailleboter, & de s'amasser dans la matrice.

fois la main dans la matrice, pour la vider des nouveaux caillots qui s'y étoient formés, & la ſolliciter à ſe contracter ; enfin, cette Citoyenne avoit joui d'environ trois quarts d'heure de calme, lorſque je la quittois, en recommandant à la Sage-femme de la ſurveiller ultérieurement, pendant quelques heures. Ce conſeil dicté par les craintes légitimes que m'inſpiroient l'état de l'accouchée, & les dangers à redouter dans tous les cas de perte, eut ici une exécution très-efficace de la part de la Sage-femme, qui y rencontra une nouvelle occaſion de prouver le courage, l'humanité & l'activité bien entendue dont elle eſt capable dans les cas épineux; car la malade eut encore, après mon départ, dans l'eſpace de trois heures, douze accès de foibleſſe, accompagnés de pâleur mortelle des lèvres, teintement d'oreilles, ſuffocation de matrice & ſueur froide, &c. Pourquoi la Sage-femme lui appliqua des ſerviettes chaudes ſur le ventre, lui baſſina les pieds de ſon lit pour la réchauffer, & vida la matrice, comme je l'avois pratiqué, pendant chaque ſyncope, &c.

Malgré l'épuiſement que devoit éprouver cette Citoyenne ; en raiſon de la perte extraordinaire qu'elle avoit fait de ſon ſang, elle ſe chargeât néanmoins de nourrir ſon enfant ; la révolution laiteuſe s'opéra parfaitement le troiſième jour de ſes couches. Le cinq, ſix & ſeptième jours, les lochies avoient un caractère purulent, portant une odeur infecte, pourquoi j'ordonnois les injections de décoction de cerfeuilles, poussées simplement dans le vagin ; pour boisson, une infusion légère de fleurs de camomilles romaines doubles, comme anti-putrides, alterné par l'eau & le vin sucré, & la nourriture prise dans la classe des alimens de faciles digestion; enfin, le douzième jour après son accouchement, la Citoyenne Royer sorti de sa chambre dans la rue, & depuis ce temps, elle & sa petite fille qu'elle nourrit se portent bien.

Je remarque, en outre, qu'à la suite de ses précédentes couches, elle étoit sujette, m'a-t-elle dit, pendant plusieurs mois, à un sentiment douloureux dans l'abdomen, au point de ne pouvoir, dans les premiers jours, supporter sa chemise, & qu'elle souffroit beaucoup du fardeau de ces vetêmens ; pendant qu'au contraire elle ne s'est jamais senti le ventre en aussi bon état que depuis ce dernier accouchement.

DOUZIÈME MÉMOIRE.

De la Fièvre puerpérale.

Le 1.er Vendémiaire, an ſept de la République françaiſe, à cinq heures du matin, la Citoyenne Margueritte Freede, Hollandoiſe, native d'Amſterdam, âgée de vingt-deux ans, d'un tempérammeni bilieux, bien conforme de corps, enceinte d'un premier enfant, a terme & en travail depuis ſeize heures, mit au monde, par ſuite d'un accouchement naturel, un enfant de ſexe maſculin (*des conſidérations perſonnelles ont empéché cette mère d'alaiter ſon enfant qui fut donné à nourrir*). Cette Citoyenne fut ſoignée avec les plus ſcrupuleuſes attentions ; néanmoins je m'apperçus le troiſième jour de ſes couches, que ſes lochies s'étoient ſupprimées ſubitement, & que la révolution laiteuſe ne s'opéroit pas comme il eſt ordinaire; au contraire, elle avoit les mamelles flaſques & inſenſibles : à trois heures de relevée, elle fut priſe d'un friſſon conſidérable, ſon pouls devint intermittent, ſa tête s'embarraſſa, ſa langue étoit sèche, ſes yeux animés; vers les cinq heures, le pouls étoit vif, la fièvre aigue, ſon ventre étoit élevé, tendu, méthéoriſé & douloureux au point que la malade n'y pouvoit plus ſupporter le moindre attouchement ; elle eût des nauſées, & faiſoit de vains efforts pour vomir (23).

La réunion de ces ſymptômes univoques de la fièvre puerpérale (24) ne me laiſſant aucun doute

(23) Cette diathèſe inflammatoire paroiſſoit néceſſiter la ſaignée ; je n'y eus pas recours, & je réuſſis néanmoins à ſauver la malade, comme on va le voir.

(24) Le Citoyen BOSQUILLON, dans la ſavante traduction qu'il a donné des *Elémens de Médecine pratique*, de M. CULLEN, tome premier, page 289, avance, qu'aucun des ſymptômes qu'on attribue à la fièvre puerpérale ne ſont pathognomoniques. Ci ſuit comme il s'explique à ce ſujet, & ce qu'il dit de plus eſſentiel ſur cette maladie en générale.

« La fièvre que l'on appelle puerpérale, eſt regardée » par les uns, comme une fièvre putride, & par d'autres, » comme une fièvre inflammatoire ; & aucune ne paroît plus » difficile à diſtinguer : aucuns des ſymptômes qu'on lui at- » tribue ne ſont pathognomoniques. La plupart, même » la douleur continuelle & la ſenſibilité extrême du bas » ventre, ſont communes à différentes affections morbifi- » ques des accouchées, & ne ſuffiſent point pour nous alar- » mer, à moins qu'ils ne ſoient réunis à un pouls vif & à » la fièvre. Car, après les accouchemens longs & difficiles, » les femmes ſe plaignent ſouvent d'une douleur générale » de l'abdomen, qui leur permet à peine de ſe retourner » dans leur lit ; cependant quand la fièvre ne ſurvient pas, » elles ſe rétabliſſent facilement.

» On a reconnu que les cauſes éloignées de cette maladie » étoient l'air froid & humide, les miaſmes putrides, ſuſſur le danger imminent que courroit la malade, je lui adminiſtrai en un ſeul coup, dix-huit grains

---

» pendus dans l'atmoſphère, ou la contagion : elle règne » particulièrement dans les temps froids & humides, & » dans les hôpitaux; elle paroît produite par les mêmes » cauſes que la fièvre inflammatoire, & que la fièvre lente » nerveuſe; elle affecte particulièrement les femmes plé- » thoriques, chez leſquelles la diathèſe inflammatoire do- » mine, & celles chez leſquelles l'irritabilité eſt portée » à un degré conſidérable. Tantôt on y voit ſenſiblement » tous les ſymptômes qui indiquent que l'impétuoſité de la » circulation eſt conſidérablement accélérée, & tantôt ceux » qui ſont l'effet de la diminution de l'énergie du cerveau, » tels que la proſtation de force, & la foibleſſe du pouls. » C'eſt pourquoi M. Hulme a conſidéré cette fièvre, » comme inflammatoire; & M White, au contraire, a » prétendu qu'elle étoit putride.

» Une maladie qui préſente, non-ſeulement des ſymp- » tômes différens, mais même oppoſés, & qui dépend de la » conſtitution particulière de l'atmoſphère, ne peut pas » être regardée uniquement comme l'effet de l'accouchement

» Il eſt cependant conſtant que les accouchées ſont plus » ſujettes que d'autres aux maladies épidémiques; mais » cela dépend de l'augmentation d'irritabilité, de l'état par- » ticulier du ſang qui eſt diſpoſé à l'inflammation, ou de la » foibleſſe qui ſuit l'accouchement.

Le Citoyen Boſquillon, en pourſuivant le même ſujet, dit, page 293 du même Ouvrage.

» Il faut conclure, qu'on ne doit regarder comme fièvre » puerpérale, que celle qui eſt dûe à l'inflammation de

d'hypécacuana (25), délayé dans un poisson d'eau tiède. Un quart-d'heure après, elle évacua d'a-

---

» l'utérus même, qui commence pendant le temps du travail, ou peu après, qui est accompagnée d'une sensibilité extrême de l'orifice de la matrice, & de douleurs, qui, à mesure que l'inflammation fait des progrès, s'étendent dans les aines, les lombes & les cuisses, sans aucune intermission & sans être suivies de la sortie de caillots de sang. On doit redouter cette inflammation, lorsque le lait ne monte pas aux seins, qu'il y a une chaleur considérable à la peau, qui a été précédée de frisson, lorsque le pouls est vif & dur, & la langue séche : c'est à ces signes que l'on distingue l'irritabilité inflammatoire de celle qui est purement spasmodique ; car dans cette dernière, il n'y a pas de chaleur à la peau ; le pouls n'est ni vif, ni dur ; la langue n'est pas séche.

» Pour former le pronostic dans les fièvres puerpérales, il faut faire attention aux symptômes de putridité qui se trouve combinés avec ceux d'inflammation ; les premières sont toujours suivie d'une prostation de force extrême ; il y a alors peu de chaleur à la peau, le pouls est petit & précipité, le visage est pâle, les yeux ternes, les seins s'affaissent & deviennent flasques, le ventre se tend considérablement sans être fort douloureux ; il survient une diarrhée séreuse & très-fétides, les lochies se suppriment ou sont ichoreuses, la respiration est très-gênée, & la mort survient en très-peu de jours. »

En comparant l'esprit de cette note avec ce qui s'est passé dans l'observation que je rapporte, on ajoutera à la conviction, qu'en médecine on ne peut donner de règle qui ne

bord par en haut, puis du haut & du bas. Chacune de ces évacuations diminuoit ſenſiblement l'inten-

---

ſoit ſujette à exception, & qu'il faut autant de bonheur que de ſcience dans celui qui la cultive, pour qu'elle ſoit à tous égards avantageuſe à l'humanité.

(25) L'on a eu depuis long-temps, dit le Citoyen Bosquillon (Voyez *Elémens de Médecine pratique*, page 294). recours aux vomitifs dans ces eſpèces de fièvre; ils paroiſſent être un des plus sûrs moyens d'évacuer le foyer putride qui réſide dans les premières voies, & de diſſiper le ſpaſme de la ſurface du corps. Je les ai employés, ajoute-t-il, depuis vingt ans, avec avantage, immédiatement après les couches; mais jamais ils n'ont produit un ſuccès plus marqué que dans la fièvre qui attaque les nouvelles accouchées de l'Hôtel-Dieu de Paris. Tous les remédes avoient été inutiles, lorſque M. Doulcet, Médecin de la Faculté de Paris, tenta, en 1782, la méthode ſuivante.

Je paſſe ſur cette méthode que tous ceux qui ſe livrent à l'art de guérir doivent connoître, pour révéler à cette occaſion ce que beaucoup ignore.

Le Citoyen Doulcet, déſeſpéré de ne pouvoir ſecourir efficacement, & de perdre un nombre conſidérable de femmes, peu de temps après leurs accouchemens, étoit diſpoſé à ſe retirer de l'Hôtel-Dieu, où il étoit attaché en qualité de Médecin; quand la Citoyenne Deſeſcot-Dugès, Sage-femme en chef de l'Hoſpice d'humanité, eut avec lui un entretien particulier: cette dernière lui dit que puiſque tous les moyens tentés juſqu'alors contre cette maladie aigue, ne pouvoit garantir d'une mort preſque ſubite, les nouvelles accouchées qui en étoit affligée; il falloit, ſans

sité des symptômes. Dans la nuit, la malade prit trois lavemens à l'eau tiède, l'un après la restitu-

---

aucuns égards pour l'état d'irritabilité, où l'on supposoit les malades, éprouver un moyen énergique qui dans la supposition où il ne réussiroit pas, ne feroit au pis-aller qu'avancer de quelques momens l'instant fatal des malheureuses victimes; rappellant à cet égard cet ancien axiome, *il faut mieux tenter un remède douteux que d'abandonner le malade à une mort certaine;* elle proposoit en conséquence d'administrer l'hypécacuana.

Le Citoyen Doulcet, sans condamner ce projet, n'osa pas le mettre en œuvre; de sorte que la Citoyenne Dugès, dont on connoit assez la moralité & la sensibilité bienfaisante, pour n'avoir aucun soupçon qui lui soit défavorable, entraînée par un violent desir d'être notablement utile à ses semblables, & un pressentiment particulier; elle résolut de lutter seule, en secret, contre la mort qui moissonnoit un si grand nombre de femmes qui lui étoient spécialement confiées, comme Sage-femme; à cet effet, les veilles ne lui coutoit pas, elle sacrifia son repos, pour suivre, pendant plusieurs nuits consécutifs, les progrès satisfaisans de ses tentatives. Le succès le plus complet fut le fruit de ses généreux soins; partant de cette conviction, & sans s'en vanter d'abord au Citoyen Doulcet, elle le sollicita si vivement de tenter l'usage de l'hypécacuana, qu'il se rendit à ses instances, ce qui lui valut beaucoup d'honneur, ainsi qu'à la Citoyenne Dugès, qui par état se trouvoit chargée de l'exécution & de la surveillance immédiate de l'ordonnance qu'elle avoit provoquée si heureusement, & dont elle s'acquitta avec un zèle unique durant des mois entiers, &

tion de l'autre, leſquels lui firent beaucoup d'effet, & parurent lui donner du ſoulagement. Sa boiſſon étoit une infuſion légère de camomille

---

toutes les fois que cette épidémie ſe renouvelloit, au point de commettre ſouvent & inconſidérément ſa ſanté & ſa vie, par l'oubli & l'abandon qu'elle faiſoit d'elle-même pour ſecourir dans les autres, l'humanité ſouffrante; exemple rare du dévouement le plus généreux.

En rapportant les choſes à leur véritable ſource, comme je le fais dans ce rapport, cela ne détruit pas la reconnoiſſance que nous devons au Citoyen Doulcet, de même qu'à pluſieurs autres Médecins, d'avoir ajoutés, modifiés & éclairés de leur lumière, l'emploi victorieux des moyens les plus efficaces contre la fièvre puerpérale, en contribuant par ce fait aux progrès intéreſſans de l'art de guérir.

Je conclus en conſéquence de ce que je viens de dire, que la Citoyenne Deſescot-Dugès, Sage-Femme en Chef du Grand Hoſpice d'humanité, ci-devant Hôtel-Dieu de Paris, a, par ſon zèle infatigable, ſon grand amour de l'humanité, & ſa longue expérience, contribuée particulièrement ſous l'examen des Médecins du Grand Hoſpice, à faire connoître que l'hypécacuana eſt le ſpécifique le plus heureux de la fièvre puerpérale, quand on y a recours dès l'invaſion de cette maladie. C'eſt un hommage que je m'empreſſe d'autant plus à lui rendre, que ceux qui ont rédigé le Mémoire de ſes expériences, tout en lui accordant le tribut d'éloges qu'elle a juſtement méritée, ont négligé de la nommer, comme s'ils euſſent craint d'illuſtrer ſon nom, en le donnant à la poſtérité. (*Voyez p. 92, la remarque que j'ai ajouté, pendant que cet Ouvrage étoit à l'impreſſion.*

romaine double, & de l'eau tiède édulcorée par le sirop de capillaire. Depuis quatre heures de la nuit, jusqu'à neuf heures du matin, elle reposa paisiblement. A son réveil, elle ne se plaignoit plus que de douleurs supportables, dans toute la capacité abdominale, je lui palpai le ventre que

---

REMARQUE *

Par quelle fatalité n'accordons-nous la couronne du mérite qu'aux restes insensibles de ceux qui en étoient si dignes dans le cours de leur vie? Dieu sait que j'étois plus juste à l'égard de la Citoyenne Desescot-Dugès, & que la mort l'a ravi pendant que cet Ouvrage étoit sous presse.

Femme respectable, à laquelle tant d'individus doivent une reconnoissance éternelle pour les avoir sauvés de la tombe, prête à les engloutir avant le terme raisonnable de la mort, pour avoir conservés des épouses à leurs maris, des mères à leurs enfans; tu viens de satisfaire à ton tour au tribut que tout mortel doit à la nature, si quelque chose peut affoiblir la vive douleur que nous cause ta perte; c'est de voir revivre tes vertus & ton talent dans une émanation de toi-même, dans ta fille chérie, que tu as consacré dès l'âge le plus tendre, & constamment sous tes yeux, à l'exercice de l'Art des accouchemens, dans la plus grande école du monde, où tu étois cheftaine; pourquoi nous estimons qu'elle est à présent la plus expérimenté des Sages-femmes, & par cette raison, la plus digne & la plus capable de te remplacer.

---

* *Voyez l'Avis important aux Officiers de Santé de toutes classes*, p. 94.

je trouvai deſenflé & ſouple, j'ordonnai de la mettre dans un bain général, où elle reſta l'eſpace de cinq quarts d'heure. La douleur de bas ventre dont elle ſe plaignoit avant, parut enlevée comme par enchantement par l'effet de ce bain, qui rappella auſſi le cours des lochies. Je ne jugeai pas à-propos de répéter l'hypécacuana, ni d'adminiſtrer les potions huileuſe, comme le recommande le Médecin Doulcet, dans cette maladie. Mais le grand bien qu'avoit opéré le bain domeſtique m'engagea de le répéter les deux jours ſuivans, après je purgeai la malade, deux fois de ſuite, à un jour d'interval (26), & elle fut ſi bien enſuite, que le dixième jour après ſon accouchement, elle vacquoit à ſes affaires.

---

(26) C'eſt par mon BISCUIT PURGATIT, adminiſtré au nombre de deux chaque fois, que je purgeois la Citoyenne Freede.

Ce Biſcuit agréable à l'odorat & au goût, ſpécialement deſtiné pour les Enfans & les Femmes enceintes, convient également à toutes les Perſonnes qui ont beſoin de ſe purger, & ne peuvent le faire par l'averſion qu'elles portent aux médecines ordinaires.

Le prix eſt de 75 centimes par Biſcuit. Il ſe vend en mon domicile, Place du Petit-Carrouſel, au coin de la rue de l'Échelle-Honoré, près des Tuilleries, à Paris.

AVIS AUX OFFICIERS DE SANTÉ DE TOUTES CLASSES.

L'IMPRESSION & la publication de l'Ouvrage que je mets au jour, sous le titre d'OBSERVATIONS PRATIQUES D'ACCOUCHEMENS, a été retardé pour y insérer le Mémoire suivant & le Jugement rendu le 19 Pluviose, an sept de la République française, par le Tribunal correctionnel du Canton de Paris, relatif au Procès suscité par les Pharmaciens de Paris, à plusieurs Officiers de Santé. Par ce fait, je pense faire plaisir à ceux de mes Collégues qui n'en ont point eu connoissance, qui, comme tous les autres, doivent être jaloux de la gloire de l'art sublime qui les rend si utiles à leurs Concitoyens, attendu que tout ce qui peut y porter directement ou indirectement atteinte, ne doit pas leur être indifférent; parce que, peut-être encore comme il vient d'arriver, l'ambition, l'intrigue & l'envie essayeront de nouveau, à enlever d'abord, à quelques-uns de nous, les droits attachés à notre Profession : s'ils y réussissent une fois, en égarant à force de subtilités la justice des Magistrats, ce succès s'appliquera enſuite contre tous les Membres, dont la maſſe eſt repréſentée par la réunion, dite LA SOCIÉTÉ DE MÈDECINE. J'invite donc cette dernière, au nom de la juſtice & de l'intérêt commun, en répétant à ſa mémoire que les petites cauſes produiſent de grands effets, de ne pas attendre par une lâche indifférence, un nouveau débordement auſſi erroné, mais peut-être plus puiſſant, de la part des ingrats (*des Pharmaciens*) qui doivent leur exiſtence à la confiance dont nous les honorons, en les rendant dépoſitaires de nos moyens matériels qu'ils ne doivent débiter ſans nos ordonnances; & de prendre dans la plus grande conſidération, par une délibération mûre & authentique, l'objet de mon inſtance, tendante à défendre des innovations funeſtes de l'intrigue ambitieuſe des Pharmaciens, la gloire & les droits d'un art (la Médecine), d'où reſſort le ſalut de l'eſpèce humaine.

J'invite, en conſéquence, tous les Officiers de Santé, en particulier, de contribuer à l'éclairciſſement de l'affaire en queſtion, ſoit ſéparément, ou en ajoutant au centre commun pour eux (*la Société de Médecine*), leurs conſeils lumineux.

MÉMOIRE CONTRE LES PHARMACIENS DE PARIS,

Distribué à l'Audience du Tribunal correctionnel

DU CANTON DE PARIS,

DEUXIÈME SECTION,

SÉANT AU PALAIS DE JUSTICE,

En Nivose, an sept de la République françaife.

PAR MICHEL-PIERRE LEPELLETIER, Officier de Santé.

LA caufe dans laquelle je fuis impliqué, étant d'un intérêt général, exige par conféquent une difcuffion approfondie, & plus de développement que ma feule affaire ne le comporte. Il eft malheureux que cette caufe augufte, de nature à fixer l'attention de tous les Philofophes, amis de l'humanité & de la vérité, ait en moi un avocat fi foible, qui n'ait que du zèle & l'amour ardent de la juftice; d'autres que moi pourront la défendre avec plus de talent, mais non pas avec plus de franchife.

Quelques Pharmaciens, probablement les meneurs de la Société des Pharmaciens de Paris, par esprit d'intrigue, dont ils ont adroitement caché la noirceur, sous le prétexte du bien public, ont sollicité & obtenu un ordre du Bureau central de cette Commune, de faire une descente chez les individus que cet ordre indique en général; & très-inconséquemment, sous la dénomination injurieuse de charlatans; sans les désigner nominalement, comme le cas l'exigeoit, pour ne pas confondre, ainsi qu'il est arrivé, & garantir de l'opprobre attaché à cette qualification les personnes qui ne la mérite pas : ce qui, faute de cette exactitude, a livré l'exécution de cet ordre, aux passions de ceux qui en étoient chargés, tellement que la mesure, dont le but apparent & sans doute la volonté secrette de la haute pólice, étoit d'atteindre & de réprimer ces êtres vils, qui, à la faveur des faux titres qu'ils s'arrogent, & du sommeil ou de l'absence des loix qui devroit les châtier, font inhumainement état d'abuser & de profiter de la crédulité du Peuple; tellement, dis-je, que cette mésure a semblé, par la fausse application qui en a été faite, épargner ces sangsues du Peuple, pour répandre l'ignominie attachée à cette dénomination, sur des hommes probes, dont tous les torts, aux yeux de l'envie, sont l'éclat de leur réputation, & leurs succès journaliers dans l'art qu'ils cultivent si avantageusement pour l'humanité souffrante.

En criant au charlatanisme sur les autres, les Pharmaciens ont-ils pensé se dérober à la censure judicieuse que l'on est fondé à exercer sur eux? Ont-ils pu méconnoître que cette dénomination convient si parfaitement à la plupart d'entr'eux? Pensent-ils, parce qu'ils ont une fois réussi par leurs clameurs, à donner le change à la Police, dont ils ont obtenu un pouvoir; pensent-ils aussi facilement réussir à diriger sur l'innocent les traits de la correction judiciaire, qui devroit légitimement s'appesantir sur leur sinfractions; on sait comme ils usurpent impunément l'exercice & les droits des Médecins; on sait comme ils profitent de la confiance, mal appliquée, du Peuple; on sait enfin, que loin de se faire un scrupule d'entendre des Malades en consultation, les Apothicaires regardent comme la partie la plus lucrative de leur commerce, l'opinion erronée qui porte quantité de personnes irréflechies, à croire que celui qui fait & tient des médicamens en réserve, est le plus habile à les administrer, comme si la connoissance du nom des drogues, donnoit aussi celle des maladies, de leur nature, de leurs différences, de leurs complications & du temps d'administrer de préférence, tel ou tel médicament, &c, &c, &c.

C'eſt donc en vertu, & par une maligne application, de l'ordre illimité du Bureau central, que les Pharmaciens ont oſé me faire une viſite inquiſitoriale, évidemment par méchanceté, dans le deſſein de me nuire, & au mépris de mes droits indépendans d'eux, comme Officier de ſanté, titré. En conſéquence, pour éclairer ſuffiſamment la religion du Tribunal, qui m'interpelle à ce ſujet; j'expoſerai, 1.° comment on a véritablement procédé, & comment je me ſuis conduit lors de la viſite inquiſitoriale & de l'appoſition des ſcellés chez moi; 2.° quelques réflexions feront connoître les prétentions exagérées & pleinement injuſtes des Pharmaciens qui m'attaquent, & les conſéquences funeſtes qui en réſulteroient; 3.° enfin, pour m'iſoler de ceux que l'on peut être fondé à regarder comme charlatans, ſous le titre deſquels on m'a méchamment confondu, & pour effacer l'opinion défavorable qu'on en pourroit prendre. Je mentionnerai quelques-uns de mes titres, comme Officier de ſanté, leſquels feront exhibés en original au Tribunal, conjointement avec mes acquits de contribution, la patente de l'an dernier & celle de la préſente année : puis le réſumé des vexations, dont j'ai à me plaindre, & ma demande en réparation d'honneur termineront ce Mémoire.

PREMIER POINT.

Le trois Pluviose, an six de la République française; à neuf heures du matin, se sont présentés chez moi, quatre individus qui demandèrent à me parler (c'étoit trois Pharmaciens, assistés d'un Commissaire de Police; de ce nombre étoient les Citoyens Bouillon-Lagrange & Josse, je ne me rappelle pas le nom du troisième). Lesquels Citoyens se déclarèrent à mon abord, porteurs d'ordres supérieurs, en vertu desquels ils disoient avoir droit de perquisition chez moi; & en même-temps un des individus se décora d'une écharpe tricolore, ce qui me le fit juger être un Officier public; puis il me lut quelques fragmens d'une loi qui m'a paru ne concerner que les Epiciers qui vendent des drogues sans être agrégés à la Société des Pharmaciens, & toutes les personnes chez lesquels les médicamens pourroient être dangereux.

Je recourus aussi-tôt à mon porte-feuille, & leur présentai mes titres d'Officier de santé, espérant par cette soumission neutraliser l'objet de leur visite; ils les regardèrent du coin de l'œil, en me disant qu'il ne leur appartenoit pas d'analiser mes titres, que c'étoit l'ouvrage du Tribunal, devant lequel j'aurois à me défendre.

Ces Citoyens m'intimèrent de leur présenter

tous les médicamens que j'avois, disoient-ils, chez moi ; après quoi, ajoutèrent-ils, ils vérifieroient par visite, si je leur avois déclaré la vérité, m'observant que je me rendrois d'autant plus coupable, que je voudrois les tromper par un faux exposé.

Je leur déclarai, que malgré que cette perquisition à laquelle ils se disoient autorisés, contrarioit singulièrement le secret que j'avois promis aux femmes enceintes qui étoient en pension chez moi, pour y faire leurs couches ; par respect pour la loi dont ils s'étayoient, sauf à connoître par la suite si elle étoit bien ou mal appliquée ; je les laissois maîtres de visiter par-tout, s'ils ne vouloient pas croire que je n'avois aucun remède à leur présenter. — Où est votre laboratoire ? me dirent-ils. — Je n'en ai pas d'autres que mon cabinet d'étude, leur répondis-je, en y entrant, & où ils me suivirent. — Comment, dit le Commissaire de Police, en portant la main sur la clef d'une armoire pratiquée dans le bas d'une cheminée, dont il ouvrit la porte, vous n'avez pas de médicamens là dedans ? Qu'est-ce que ces fioles que j'apperçois-là ?

J'observai que c'étoit des choses mises au rebut depuis mon emménagement, & je nommai tout bonnement un peu de poudre de séné renfermée dans une petite bouteille, dont partie avoit servi à mon épouſe, pour lavement; dans un autre, du ſulſate d'alumine, reſtant de celui dont mon épouſe s'étoit ſervi, comme mordant, pour la teinture de ſes rubans de ſoie; dans une autre, quelques pilules, également à l'uſage de mon épouſe; dans une autre, quelques cuillerées d'eau vulneraire, dont mon épouſe uſe comme carminatif; dans un flacon, un peu d'acide nitrique, dont je me ſuis ſervi pour lui cautériſer des verrues aux doigts : ſur quoi ces Citoyens ont mis les ſcellés, en y comprenant auſſi un flacon qui étoit expoſé en parade ſur une conſole, ayant pour pendant un ſemblable flacon rempli d'eau pure; quant à celui dont eſt queſtion, il contient du ſirop de violette rougi par l'acide ſulfurique étendue d'eau, pour offrir une couleur rouge en contraſte à l'eau claire qui lui ſervoit de pendant : l'un & l'autre flacon, n'ayant d'autre deſtination que celle de garnir une conſole.

SECOND POINT.

La loi, dont mes ennemis ſecrets ſe ſervent contre moi, peut-être juſte en elle-même, pour le but qui lui eſt propre; mais je ne conçois pas qu'on ſoit fondé a m'en faire l'application, puiſqu'elle ne s'explique pas contre les Médecins & les Chirurgiens, qu'elle ſavoit ne pas devoir comprendre, ainſi qu'elle l'a fait nominalement des Epiciers qui vendent des drogues, ſans être agrégés à la Société des Pharmaciens, & contre toutes perſonnes quelconques, pour me ſervir des termes de cette loi, chez leſquelles elle ſous-entend que les médicamens pourroient être dangereux. Dernière phraſe qui déſigne le vulgaire ignorant, & qu'on ne peut rétorquer, ſans la mauvaiſe foi la plus inſigne, contre les Officiers de ſanté, entre les mains deſquels les poiſons les plus violens, deviennent au contraire des médicamens ſalutaires, par la ſage application qu'ils ſavent en faire. Cependant les Pharmaciens prétendent que j'ai anticipé ſur leur commerce, en faiſant ou en vendant des médicamens. Voilà comme leur avidité leur a toujours ſuggéré des prétentions extrêmes, qui les ont de tout temps pouſſé à la chicane contre pluſieurs de leurs Concitoyens, &c. Dans ce moment encore, le même eſprit les porte à troubler la ſécurité d'honnêtes gens, dont le mérite plus ou moins diſtingué les offuſque, auxquels ils devroient vouer du reſpect & de la reconnoiſſance, & qu'ils veulent au contraire, traîner publiquement dans la boue, empruntant à cet effet le ſecours de la calomnie & d'une loi qu'ils interprétent à leur manière; mais qui ne peut avoir l'effet qu'ils en attendent, ſans être ſubverſives des principes de toute juſtice, en ce qu'elle paraliſeroit la puiſſance ſalutaire, par laquelle les Officiers de santé sauvent de périls imminens, & conservent à l'état un nombre considérable d'individus, qu'une telle loi rendroit la proie anticipée de la mort, si dans le fait il en existoit une, qui, en portant atteinte à notre Constitution, accordât le privilège aux seuls Apothicaires de préparer & d'avoir des médicamens en réserve; & si tout autre qu'eux étoit en conséquence exposé à la flétrissure judiciaire & à une amende exorbitante. L'exposition d'un fait, entre un nombre incalculable, rendra mon assertion plus sensible.

Une femme, par suite de couche, se trouve atteinte dans le milieu de la nuit de la fièvre puerpérale, l'indication urgente est de la faire vomir sans délai, comme il est ordinaire de le pratiquer dans l'invasion de cette maladie aiguë. Hé bien! cette infortunée que j'aurois pu secourir efficacement, si j'avois osé avoir de précaution, quelques médicamens, périra victime de ma soumission à la loi; car pour avoir une dose d'hypécacuana, spécifique, dans le cas précipité, je perdrai l'instant favorable de l'administrer utilement, en passant la nuit à courir d'Apothicaire en Apothicaire, me tourmentant longuement & inutilement à frapper à leur porte, tandis qu'en murmurant de mon tapage, ils resteront néanmoins chaudement dans leur lit sans m'ouvrir.

Les Pharmaciens ont-ils, en effet, comme ils le prétendent, le droit exclusif d'avoir & de préparer des drogues ? S'il en étoit ainsi, outre les inconvéniens majeurs, résultant de ce privilège, uniquement propre à favoriser leur avarice sordide aux dépens de l'humanité souffrante, les Apothicaires auroient force scellés à faire apposer, non-seulement chez tous les Officiers de santé, établis en campagne; car tous, ils tiennent & composent des médicamens; mais aussi dans toutes les maisons où il y a des malades; car partout, sans leur permission, on y fait des remèdes & des tisanes plus ou moins composées. Les Pharmaciens, suffisamment instruits, ont sans contredit le tact subtil de l'habitude dans la connoissance, le choix, la préparation & la conservation de quantité de drogues ; mais ils ne possèdent pas seule cette science, les Officiers de santé en sont les directeurs suprêmes. Examinons sommairement ce fait, il n'en pourra jaillir que des vérités sur les débats importans de ce jour.

Les Médecins voulant se soulager & se procurer davantage du temps précieux qu'ils partagent si utilement entre l'étude & leurs malades, crurent pouvoir charger du manuel, le moins important de leur art, quelques mercenaires qu'ils nommèrent Pharmacopes, lesquels furent dès-lors subordonnés aux Médecins leurs maîtres, en réglant constamment leurs travaux sur les ordonnances qu'ils reçurent d'eux. Je le demande à la conscience du Tribunal, qui, du Médecin ou du Pharmacien, expérimente & détermine les vertus réels des drogues? Si ce n'est le Médecin qui en connoît la nature & la mixtion, par cela qui les étudie, qu'il les ordonne, qu'il en fait l'application au corps humain, qu'il en suit les effets & en découvre les propriétés. Le Pharmacien, à l'égard de l'art de guérir, n'est donc qu'un instrument matériel, dont les Médecins se servent à leur gré, lequel est créé & mû par eux, dont ils corrigent, étendent & perfectionnent les procédés, en raison des progrès que fait l'art de guérir, dont les découvertes importantes ne peuvent être faite sciemment que par les Médecins; ainsi, les Médecins en consentant que la partie la plus grossière de leurs travaux, celle du choix, de la préparation, de la conservation & de la mixtion des médicamens soit faite par des gens intéressés à l'exécuter, toutefois d'après l'instruction ou les ordonnances qu'ils en reçoivent des Médecins. Les Officiers de santé, dis-je, n'ont pu s'interdire partie ou totalité de ce travail, dont ils sont, comme je l'ai déjà dit, les directeurs suprêmes, quand l'un d'eux auroit la volonté ou le courage honorable de le faire. D'après cela, l'on conçoit qu'un Pharmacien étant de fait sous la dépendance du Médecin son maître, il n'a aucun droit sur lui, & la licence que les Pharmaciens de Paris ont pris à mon égard, en fouillant chez moi, peut être regardée comme une violation de mon domicile, d'autant plus criminelle, que la partie de l'art de guérir que l'on sait que j'exerce spécialement, exige qu'on respecte chez moi les secrets des personnes qui se livrent à ma prudence, en s'y mettant en pension.

D'après ce que je viens de dire, on conçoit que le titre de Médecin ou d'Officier de santé, qui lui est synonyme, emporte avec lui celui de Pharmacien; ainsi une querelle élevée entre les Médecins & les Pharmaciens, pourroient être regardée comme une querelle domestique, dans laquelle les Médecins, étant les agresseurs, pourroient terminer les débats, en interdisant les Pharmaciens, comme l'on intedrit un ouvrier que l'on expulse, quand on ne veut plus user de ses services. Mais, si c'est les Pharmaciens qui sont les agresseurs, on peut les considérer comme en révolte contre les Médecins leurs maîtres, & la loi doit intervenir pour réduire les coupables, quand son secours devient nécessaire, comme dans le cas qui est en litige. Ces rapprochemens nous mènent à la proposition d'une question essentielle, que voici (27). Puisque le titre de

(27) J'invite les Législateurs, entre les mains desquels ce

Médecin, affecté à celui qui cultive partie ou totalité de la médecine, comprend en lui celui de Pharmacien, dont les connoissances font partie des études du Médecin, & dont il peut par conséquent isoler ou réunir la pratique, selon sa volonté. Celui qui est titré légalement Officier de santé, en vertu duquel titre il á le droit de cultiver la totalité ou partie de la médecine; dans le cas où il voudra pratiquer la pharmacie, conjointement avec l'une ou l'autre branche de l'art de guérir, devra-t-il alors se patenter, comme Pharmacien? Non, parce que le titre d'Officier de santé réunit tous les pouvoirs relatifs à l'art de guérir. J'entends donc qu'un Médecin est libre d'élever une pharmacie, & de vendre des médicamens sans autre patente que celle d'Officier de santé, tandis que l'individu qui fera isolément le commerce de Pharmacien, sera imposé davantage; parce que son instruction est l'affaire de quelques années, & qu'il est d'abord en état de récupérer les avances qu'il a faites pour son établissement; pendant que le Médecin obtient difficilement & tardivement la confiance de ses Conci-

---

Mémoire parviendra, de faire attention aux propositions que j'avance, & de peser dans leur sagesse, si elles ne doivent pas entrer pour quelque chose dans le nouveau mode de Police médicale, dont ils doivent incessamment s'occuper dans les deux Conseils.

toyens, qu'il se consomme, sa vie durante, à l'étude de la nature, & travaille long-temps avant de recueillir, non pas le prix, parce qu'il est inappréciable, mais quelques honoraires de ses travaux importans, & que sa première récompense est la distinction que l'on doit au talent supérieur du Médecin, dont l'art universel embrasse la connoissance de tous les arts utiles, & que la société est intéressée à encourager plus qu'aucun autre, puisque la culture de cette science sublime donne le pouvoir de vie & de mort (28).

J'observe, en outre, qu'il est encore pour les Pharmaciens un grand nombre de recettes qui ne leur sont pas devoilées, & dont les auteurs se réservent la main d'œuvre. Enfin, l'histoire nous montre en tout temps, en tous lieux, de simples Citoyens manipulant charitablement & librement des médicamens, sans autre titre que leur volonté de se rendre utiles à leurs semblables, par des procédés fondés sur des expériences qui leur sont

(28) Si quelques individus, dans un état, doivent être honorés de quelques faveurs par leurs Concitoyens, ce doit être les Officiers de Santé; & je pense que si les besoins actuellement extraordinaires de l'état, ne commandoient pas impérieusement aux Législateurs de puiser des secours partout où ils peuvent en avoir, ils seroient les premiers à leur témoigner leurs hommages, en les affranchissant du droit de Patente.

particulières, ou d'après les instructions publiées sous les auspices des gouvernemens, par différens auteurs, dans le nombre desquels on peut citer avec distinction, le celèbre Tissot & l'illustre Buccan.

Si de simples Citoyens ont de tous temps joui de la liberté d'avoir & de préparer des médicamens, si par-tout, comme il est de fait, où il y a des malades, la cuisinière, un parent, le premier venu en composent ; il seroit ridicule & injuste d'en faire un crime aux Officiers de santé, lesquels par état sont plus capables que qui que ce soit de les administrer à propos. Il me semble pourtant que c'est-là le grand tort qu'on me reproche : eh bien ! après avoir démontré péremptoirement mes droits independans des Pharmaciens, non-seulement comme simple particulier, mais aussi comme Officier de santé ; je veux bien condescendre à leur déclarer devant ce Tribunal respectable, que les médicamens qui m'ont quelquefois passé par les mains, pour les transmettre aux malades qui m'ont consulté, ont été vendus & préparés par eux, ainsi que la liasse des notes & reçus ci-joint, signés de différens Pharmaciens, en fait foi.

TROISIÈME POINT.

Indépendamment de ce que je viens de dire, sur la liberté qu'a tout chacun de faire à ses ſemblables, tout le bien qui lui eſt poſſible; je conçois en même-temps qu'il n'appartient pas au premier venu de ſe qualifier du titre de Médecin ou d'Officier de ſanté (29), ſans s'être préalablement conſacré nombre d'années à l'étude des

---

(29) Le 19 Brumaire, an cinq de la République françaiſe, j'ai adreſſé aux deux Conſeils du Corps légiſlatif & à la Commiſſion de Santé, l'exhortation ſuivante.

La liberté illimitée eſt de droit naturel pour la pratique des Arts, dont les produits ſont agréables à la Société; mais je ne penſe pas que la liberté doive être indéfinie pour le premier fourbe qui voudra ſe dire Officier de ſanté, pour, à la faveur de ce titre, fouiller impitoyablement dans la bourſe des malades, les infirmer, & les tuer impunément.

AUX LÉGISLATEURS,

Vous, les Dépoſitaires de la puiſſance du Peuple, qui n'en uſez que pour le garantir des dangers qui le menacent & rendre ſon bonheur durable, vous vous acquérerez de nouveaux droits à ſa reconnoiſſance, en créant une loi aſſez vigoureuſe, pour anéantir ſur le ſol français les aſſaſſins privés, connus vulgairement, ſous le nom de *charlatans*.

AUX OFFICIERS DE SANTÉ,

Vous, reſtaurateurs de la ſanté & de la vie humaine, hommes probes par caractère, qui conſacrez votre exiſtence à l'étude de la Nature; vous, qui ne marchez dans le ſentier difficile de l'art de guérir, qu'étayés d'une conſcience pure & des connoiſſances ſublimes, par leſquelles vos tra-

principes de l'art de guérir, & avoir fait preuve de capacité, ſoit par concours ou par des interrogations, en préſence de gens autoriſés par la loi, à cet effet, & comme l'on feint d'ignorer que je ſuis en règle à cet égard; il eſt devenu néceſ-

---

vaux deviennent véritablement ſalutaires; n'êtes-vous pas douloureuſement affectés des gémiſſemens de ceux des malheureux, dont les meurtres n'ont pas été entièrement conſommés par ces empoiſonneurs publics, enhardis par l'impunité & votre ſilence, qui oſent ſe proclamer vos avoués, comme s'il exiſtoit de la conformité entre vos principes sacrés & leurs menées. Souffrirez-vous plus long-temps que des impoſteurs ſe mettent en parallèle avec vous, que des ignares ſe diſent plus inſtruits que vous, & ſéduiſent, par leur audace & leurs promeſſes menſongères, cette portion du Peuple encore avide du merveilleux (au dire de ces ſcélérats déhontés, ils guériſſent miraculeuſement les maux regardés incurables). Souffrirez-vous encore cette turpitude; oubliez-vous que l'humanité ſouffrante vous fait un devoir de vous oppoſer aux progrès meurtriers des faux guériſſeurs; uniſſez-vous, & formez contr'eux une ſainte ligue; éclairez la religion des Légiſlateurs, sur cet objet important; élevez vos voix juſqu'au Gouvernement; inſtruiſez le Peuple des dangers où sa crédulité l'entraîne; ne vous rebutez pas des obſtacles de l'intrigue; ne vous repoſez pas, que le ſol français ne ſoit purgé de ces ſang-ſues du Peuple, & que vous ne ſoyez entièrement convaincus, que l'être en ſouffrance, déſormais, ſera ſoulagé efficacement, par des gens ſuffiſamment inſtruits en l'art de guérir.

faire que je produise ici mes preuves. Non-seulement, pour confondre més accusateurs, mais aussi pour éclairer parfaitement la conscience du Tribunal & la confiance du Peuple, dont je m'honore, & que les Pharmaciens cherchent à m'enlever par l'incartade qu'ils me font; & comme la méchanceté pourroit vouloir insinuer que mes titres récens ont été acquis à prix d'argent, pour servir à ma défense actuelle; je n'exhiberai que deux de mes pièces les plus anciennes. La première, qui remonte à l'an 1770 (30), est un certificat en parchemin. *Signés*, A.DR VAN-DER-DREYN, MARFEUS, NATTVMAN, HENDRIK-LABEC, PITER-JAS & BG. HUSFEM, anciens Professeurs, Démonstrateurs du College de Chirurgie d'Amsterdam, en Hollande, portant que j'ai suivi leur cours d'instruction, l'espace de trois ans consécutifs, en qualité d'Elève, & sous la surveillance de feu le Citoyen Willem-Leblanc, ancien Maître-ès-Arts audit College.

La seconde pièce, également en parchemin,

---

(30) Ce n'est que le 19 Janvier 1784, que j'ai levé cette attestation de mes premières études en Médecine, commencée en 1770, & continuée pendant le cours des années 1771, 1772 & 1773, attendu qu'en l'année 1784, cette Pièce me devenoit nécessaire, ayant alors dessein de me faire recevoir & de m'établir en Hollande, où mon Père est fixé depuis environ quarante ans.

ne m'a été accordée qu'en vertu d'un examen particulier que j'ai subi dans le temps, est un diplôme, en date du 19 Juillet 1781, portant que je suis Chirurgien-major de la Marine. (*On sait que cette qualité, charge des triples fonctions de Médecin, Chirurgien & Pharmacien*) On y remarquera la mention de huit autres pièces honorables, & d'autant plus importantes qu'elles sont propres à prémunir le public, contre les idées défavorables & fausses, que mes ennemis cherchent à lui donner de moi (31). La première en date du 19 Novembre 1777, signée FAGNYON, IMBERT, DELIGNY, MARIN & DEBRAY, Chirurgiens internes de l'Hôtel-Dieu de Paris, établit que j'ai concouru & que j'ai été reçu à l'Hôtel-Dieu, où j'ai exercé la chirurgie, l'espace de deux ans & demi, sous feu le célèbre MOREAU, Chirurgien en chef de l'Hospice d'humanité. La seconde, du 29 Novembre de la même année, signée LOUIS, ancien Prevôt du College royal de Chirurgie de Paris. La troisième pièce, du même jour, signée SABATIER, Chirurgien-major de l'Hôtel royal des Invalides, de la même Ville. La quatrième, du 12 Février 1778, signée

(31) Comme ces Pièces sont du temps de l'ancien régime, on ne doit pas s'étonner d'y trouver des qualifications étrangères au régime actuel, que l'exactitude m'oblige de répéter ici.

FABRE, Professeur en Chirurgie de l'Académie royale de Paris. La cinquième, du 21 Février de la même année, signée SUE, ancien Prévôt du College de Chirurgie de la même Ville. Ces certificats attestent que j'ai suivi exactement les différens Cours que ces grands Maîtres de l'Art ont professé pendant l'espace de trois ans. La sixième pièce, du 18 Novembre 1779, signée F. CARPENTIER, Chirurgien-juré de l'Amirauté de Dunckerque, porte l'interrogation que j'ai subi & mon admission à faire les fonctions de Chirurgien-major, sur les Vaisseaux du Port. La septième, du 1.er Octobre 1780, signée LEFEBURE, Lieutenant de Frégate, commandant le Bâtiment du Roi, les *Trois Frères*, sur lequel j'ai été en Amérique, en qualité de Chirurgien-major, atteste mes bonnes mœurs, mes succès, mon zèle & mon exactitude à remplir mes fonctions. La huitième & dernière pièce, du 13 Juillet 1781, signées LAPOTERIE & BILLIARD, premier Médecin & Chirurgien de la Marine du Roi, au Port de Brest, attestent que j'ai servi, avec honneur, en qualité de Chirurgien-major de la Marine royale, tant dans les Hôpitaux militaires, que sur les Vaisseaux du Roi, l'espace environ de trois ans.

Je conclus de tout ce que je viens de dire, que la Société des Pharmaciens de Paris a commis envers moi un acte injurieux, arbitraire & injuste;

1.° En troublant la tranquillité qui doit régner dans ma demeure, par respect & pour la sécurité des personnes qui se mettent en pension chez moi, par raison de santé;

2.° En fouillant chez moi, sans droit légitime, sous le spécieux prétexte de me prendre en contravention à une loi qui ne m'est point applicable;

3.° En méconnoissant ma qualité légitime d'Officier de santé, pour me perdre de fortune & flétrir mon honneur dans l'opinion publique, en me traduisant à un Tribunal correctionnel, comme un charlatan & marchand de poison, pourquoi je requiers le Tribunal de prononcer sur ma cause, l'acte motivé de réparation & de justice qui me sont dues, comme à tous les Officiers de santé, légalement reconnus, impliqués dans cette affaire; afin qu'ils puissent, de même que moi, s'en faire un titre qui les garantisse à l'avenir des vexations, des visites inquisitoriales, attentatoires à la liberté individuelle; quand, ainsi que celle dont nous nous plaignons, elles sont exercées seulement dans l'intention de nuire, & sans utilité réelle pour la Société & l'Etat.

EXTRAIT
DES REGISTRES DES AUDIENCES DU TRIBUNAL CORRECTIONNEL DU CANTON DE PARIS, DEUXIÈME SECTION.

Du 19 Pluviose, an sept de la République française, entre le Commissaire du Pouvoir exécutif, plaignant & demandeur d'une part (32); Michel-Pierre Lepelletier, prévenu de contra-

(32) Encore quelques vérités...... Ce ne sera pas sans déplaisir que les Lecteurs philosophes réfléchiront sur le but honteux du procès qui a motivé mon Mémoire contre les Pharmaciens, & le jugement subséquent... Quel dérision de la justice & des loix! sous le régime actuellement républicain, vouloir faire revivre, & sur-tout appliquer aux Officiers de santé légitimes, la loi de 1777, qui porte condamnation à cinq cents francs d'amende, contre ceux qui préparent des médicamens sans être aggrégés à la ci-devant corporation des Pharmaciens; c'est afficher la mauvaise foi la plus grossière. Il n'est donc que trop vrai, que pour avoir de l'argent, certains hommes sont peu délicats sur le choix des moyens. Quel espoir menoit ceux dont nous entendons parler? celui d'en imposer par des mots? D'ailleurs, que risquoient-t-ils, après la fine précaution qu'ils ont eu de se tapir derrière le Commissaire du

vention aux Règlemens sur la préparation des médicamens, défendeur de l'autre part.

Pouvoir exécutif, mis en avant, contre les honnêtes Citoyens qu'ils vouloient à la fois vexer & extorquer. Il seroit pourtant une entrave bien simple & bien juste à opposer aux scélérats, qui, à force d'artifice, pourroient réussir instantanément à tourner en ressource leurs turpitudes. Ce seroit de leur donner, par une loi, la perspective que la justice rétorqueroit finalement contre eux l'application des peines qu'ils auroient sollicités injustement contre les individus qu'ils auroient eu dessein de victimer. La punition du délit imputé, devant dans tous les cas être infligé pour intimider les ames basses & méchantes, qui font état de chicaner, & qui alors ne tenteroient plus si légerement la chance des procès. Ce n'est pas tout, je desirerois, pour que les Tribunaux cessent d'être des arènes qui semblent trop souvent consacrés aux assauts de fourberies, que tous les Magistrats vraiment philosophes, jugent d'après leur conscience, s'attachant plutôt au fond qu'à la forme, se faisant un devoir religieux de rechercher la vérité, non pas là où les méchans ont l'art de la peindre, mais là où elle existe réellement, & que pour consoler & venger l'innocence, qui sait rarement bien se défendre; ces Magistrats, par esprit d'integrité, suppléeroient à l'ignorance, aux craintes pusillanimes & au défaut de moyens des honnêtes gens, injustement traduits devant eux, &c, &c, &c. Enfin, la justice forte de ses vertus, seroit chérie, défendue & respectée de tous les bons Citoyens, en même temps qu'elle seroit la terreur, seulement des scélérats; elle ne seroit plus jamais une dérision & une chimère. (*Apperçu aux Legislateurs.*)

Le Tribunal faiſant droit ſur les concluſions du Subſtitut du Commiſſaire du Directoire exécutif, attendu que Michel-Pierre Lepelletier a juſtifié des titres & patentes, en vertu deſquels il exerce la profeſſion d'Officier de ſanté, que rien ne prouve qu'il ſoit contrevenu aux Règlemens concernant cette profeſſion & la pharmacie, le renvoie de l'action intentée contre lui, lui fait main-levée pure & ſimple de tous ſcellés & ſaiſies qui pourroient avoir été faits & apposés chez lui: ordonne que les objets à lui appartenant, ſi aucuns ont été ſaiſis, lui feront remis ſans deſcription & ſans frais (33), à ce faite, tout Gardien

---

(33) Oui, la juſtice la plus ſenſible, & qui devroit être inſéparable de tout jugement quelconque, ſeroit de garantir & d'indemniſer de tous frais & pertes occaſionnés par la pourſuite d'un procès la partie gagnante; s'il en étoit ainſi, je ſerois fondé à demander qui me rembourſeroit les frais de ma défenſe & le temps arraché à mes affaires, perdu, paſſé aux différentes Séances du Tribunal, où j'ai été cité pour ce procès, qui s'y eſt trouvé pendant l'eſpace d'un an. Entr'autres petits frais, je demanderois encore qui me rembourſera celui de la levée du préſent jugement, que j'ai dû produire au Citoyen Coté, Commiſſaire de Police de la Diviſion des Gardes-Françaiſes, pour lui faire lever, le 26 Pluvioſe, an ſept de la République, les ſcellés qu'ils avoient apposés chez moi, depuis un an (le 3 Pluvioſe, an ſix) en préſence & par l'entremiſe des Citoyens Bouillon-Lagrange, Joſſe & Sureau, tous trois Pharmaciens diſtingués & Mem-

ou Dépositaire contraint, quoi faisant décharge.

Délivré par moi, Greffier du Tribunal,

GRANDSIRE.

Enrégistré, à Paris, le 23 Pluviose, an sept de la République française.

MOREL.

---

bre de la Société des Pharmaciens de Paris; que, pendant leur honorable expédition chez moi, j'ai pris pour des agens de la police. (*Ils voudront bien me pardonner cette méprise, en faveur de la niche un peu noire qu'ils m'ont fait dans le temps.*) Quelle espèce de réparation d'honneur m'accordera-t-on, pour ce que j'ai enduré? si j'avois été trouvé coupable, selon l'entendement de ceux qui m'accusoient, j'aurois été condamné sans miséricorde à cinq cents francs d'amende, &c. Je n'avois donc point de torts, puisque je n'ai point été condamné; j'ai donc été accusé injustement? donc ceux qui m'ont attaqué, ont eu seuls tort de le faire? Quelle justice en est-il fait? En conscience, il y auroit bien des choses à dire, &c.

Signé, LEPELLETIER, Médecin.

De l'Imprimerie de QUILLAU, rue du Fouarre, N°. 2.

www.ingramcontent.com/pod-product-compliance
Ingram Content Group UK Ltd.
Pitfield, Milton Keynes, MK11 3LW, UK
UKHW021105220726
13924UKWH00004B/1526

9 782019 286330